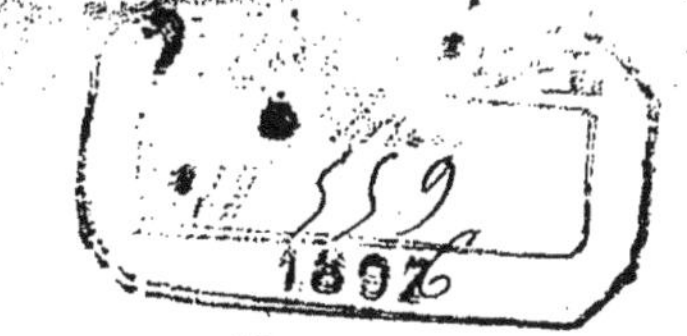

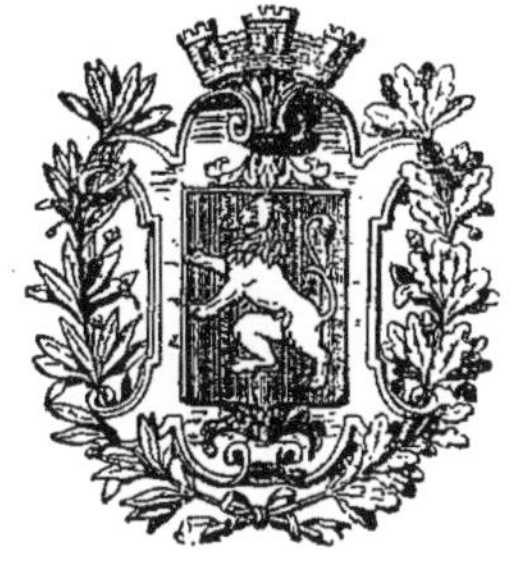

Dʀ Célestin CONTE

Médecin stagiaire au Val de Grâce

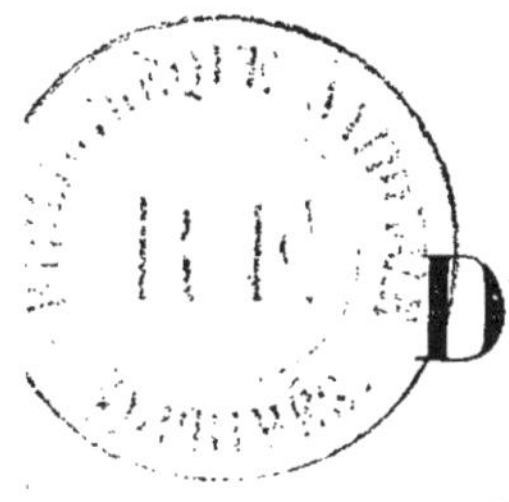

# DU DÉCOLLEMENT

## JUXTA-ÉPIPHYSAIRE TRAUMATIQUE

## DE L'EXTRÉMITÉ SUPÉRIEURE DE L'HUMÉRUS

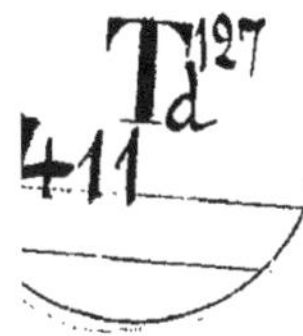

A.-H. STORCK, ÉDITEUR

LYON

D<sup>r</sup> CÉLESTIN CONTE

Médecin stagiaire au Val de Grâce

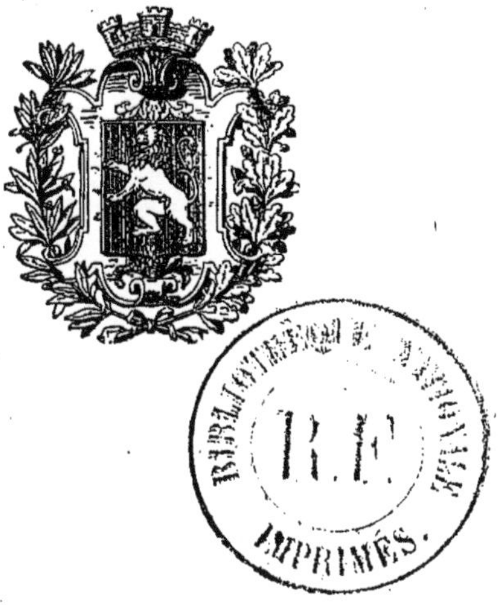



# DU DÉCOLLEMENT

## JUXTA-ÉPIPHYSAIRE TRAUMATIQUE

## DE L'EXTRÉMITÉ SUPÉRIEURE DE L'HUMÉRUS

A.-H. STORCK, ÉDITEUR

**LYON**

Au début de ce travail, ce m'est un devoir bien doux
d'affirmer ma profonde gratitude à ceux qui m'ont porté
quelque intérêt, à ceux qui m'ont toujours suivi de
leur sympathie ou de leur affection.

Pendant ces deux dernières années, j'ai régulièrement suivi le service de M. le professeur Poncet, et
j'ai eu le bonheur d'apprécier la haute portée pratique
de son enseignement ainsi que sa bienveillante sollici-
tude pour ses élèves. C'est lui qui m'a donné l'idée
première de cette thèse qu'il me fait aujourd'hui l'hon-
neur de présider : c'est à lui que mes remerciements
iront tout d'abord.

Je remercie aussi M. le professeur agrégé Rollet
pour l'amabilité avec laquelle il m'a reçu et a mis à
ma disposition des matériaux d'une grande utilité.

Au moment de quitter l'Ecole du service de santé
militaire, je ne saurais oublier que c'est à l'hôpital
militaire d'instruction de Desgenettes que j'ai com-
mencé mon éducation médicale, et que je me suis fami-
liarisé avec les premières difficultés de ma carrière.
Qu'il me soit permis d'assurer de ma gratitude les
maîtres que j'y ai trouvés et qui ont bien voulu s'inté-

resser à moi, ainsi que les professeurs de la Faculté dont les savantes leçons m'ont fait aimer les sciences médicales.

De mes camarades de promotion je garderai un excellent souvenir : parmi eux sont des intimes dont l'amitié m'a été aussi douce que précieuse, et m'accompagnera toujours dans la vie.

Je suis enfin heureux d'adresser l'expression de ma profonde reconnaissance à ceux qui m'ont toujours aidé de leur dévouement et de leurs sacrifices, ou de leur tendresse désintéressée : à mes parents, à mes sœurs.

# INTRODUCTION

——

« Tel est, dit Kirmisson, l'intérêt qui s'attache à l'étude du décollement traumatique des épiphyses, qu'il y aurait lieu de consacrer une description spéciale au décollement de chacune des épiphyses des os longs. » Ce vœu fut en partie réalisé en 1890 dans la thèse de M. Bergès sur « les disjonctions traumatiques de l'épiphyse supérieure de l'humérus ». Dans ce travail, M. Bergès fait une étude d'ensemble sur tous les divers modes de décollement, mais en existant plus spécialement sur la simple disjonction traumatique.

Dès 1863, en effet, Foucher, dans une importante communication faite au Congrès de Rouen, signalait les diverses variétés de décollement, et distinguait : les *divulsions épiphysaires* ; les *fractures épiphysaires* et les *fractures préépiphysaires*, les premières s'observant surtout jusqu'à l'âge de cinq ans, et caractérisées par une séparation pure et simple de l'épiphyse et de la diaphyse au niveau du cartilage de conjugaison, les deux autres se rencontrant presque exclusivement de 5 à 25 ans, et constituées par une solution de continuité portant au-dessous et à une distance variable du cartilage, au sein de la zone qui sert de transition entre ce cartilage et le tissu spongieux de l'os. Ces deux variétés que nous englobrons sous le titre de décollements juxta-épiphysaires, sont donc de beaucoup les plus fréquentes et aussi les plus importantes. Ce sont elles que nous nous proposons d'étudier, à l'extrémité supérieure de l'humérus.

Depuis 1890, cette question a donné lieu, en France et à l'étranger, à quelques communications, que nous avons consultées avec fruit. Nous signalerons surtout la thèse de M. Curtillet de 1891 sur « le décollement traumatique des épiphyses » dans laquelle nous avons trouvé d'importantes observations, et dont nous nous sommes surtout inspiré pour l'anatomie pathologique de la lésion.

Nous étudierons successivement :

1° L'étiologie et le mécanisme ;

2° La symptomatologie ;

3° Le diagnostic ;

4° Le pronostic et les complications ;

5° Le traitement.

## ÉTIOLOGIE — MÉCANISME

Les statistiques que l'on peut invoquer pour montrer la fréquence du décollement juxta-épiphysaire de l'extrémité supérieure de l'humérus sont à peu près concordantes pour lui assigner la troisième place, les deux premières étant occupées par les épiphyses inférieures du fémur et du radius. Ce résultat est d'ailleurs absolument conforme aux données physiologiques par lesquelles les épiphyses les premières ossifiées sont les dernières à se souder à la diaphyse, et se détachent plus facilement que les épiphyses encore entièrement cartilagineuses.

Quant au rapport de la lésion avec l'âge des sujets, on peut dire que le minimum de fréquence est de 1 à 9 ans, le maximum de 12 à 16. Dans une statistique de 16 cas, Brüns signale les proportions suivantes :

| De 5 à 10 ans | De 10 à 15 | De 15 à 20 | De 20 à 25 |
|:---:|:---:|:---:|:---:|
| 5 | 7 | 3 | 2 |

Les observations de Tubby donnent des résultats analogues. Dans les cas rapportés par Duplay et Lejars, ainsi que dans ceux qui ont été traités à la clinique de

M. Poncet, la moyenne était de 17 ans. C'est donc une lésion plus fréquente qn'on ne le croit au premier abord au-dessus de 15 ans.

L'influence du sexe est à peu près nulle. La localisation du traumatisme est aussi très variable, les deux épaules pouvant être atteintes indifféremment.

Les causes adjuvantes sont tout à fait négligeables : M. Ollier a d'ailleurs montré que le mauvais état général et surtout le rachitisme favorisait de préférence l'entorse.

Les *causes occasionnelles*, les seules importantes à considérer, sont multiples et embrassent l'ensemble de toutes les violences extérieures ; elles sont *directes* ou *indirectes*. Presque tous les auteurs, surtout Malgaigne, admettent que les premières n'ont d'autre effet que de rendre plus efficace l'action des secondes qui seraient les vrais facteurs de la lésion. Les choses peuvent bien se passer ainsi chez les tout jeunes enfants, depuis l'accouchement jusqu'à l'âge de cinq ans, alors que le traumatisme produit de préférence le décollement pur. Il n'est d'ailleurs pas du tout démontré qu'un choc direct ne puisse produire le même résultat ; et si, à cette période de la vie, le mécanisme est tel, n'est-il pas aussi bien dû en partie à ce que ces enfants sont exposés à ce seul genre de traumatisme ? Brüns ne cite-t-il pas un cas de décollement pur chez une femme de 23 ans à la suite d'un coup direct porté sur son épaule ?

En tout cas, dans la variété de décollement que nous

envisageons, et les nombreuses observations que nous rapportons en sont une preuve irréfutable, les lésions ont été déterminées la plupart du temps par des violences *directes*. Le plus souvent, il s'agit de chutes d'un lieu élevé, d'un arbre, d'une échelle ou d'un escalier ; d'autres fois le malade a glissé sur le sol ou sur la glace; d'autres fois, enfin, et ce fait n'est pas rare, il a reçu, dans sa chute, un coup direct sur l'épaule, comme les malades de Jetter qui furent atteints l'un par une cruche, l'autre par un tonneau, ou comme la malade de M. Poncet qui, une fois tombée du haut de sa charrette, fut frappée d'un violent coup de pied.

Est-ce à dire que les causes indirectes soient sans effets ? Dans le cas de Duplay, le décollement fut produit par une violente torsion du bras gauche ; dans celui d'Esmarck, l'avant-bras et le bras furent successivement pris par une roue qui fit tourner tout le corps et le projeta sur les rayons ; le malade de Demoulin tombe sur le coude, le bras probablement dans l'abduction. Nous donnons enfin comme exemple assez typique l'observation suivante dans laquelle le malade fait une chute de deux mètres de haut sur le visage et la face antérieure du corps, le bras étendu.


### OBSERVATION I (Jetter)

A. Hayer, 9 ans, tombe d'un arbre sur le visage et la face antérieure du corps, le bras étendu.

*Etat le 15 octobre* 1891 (14 jours après). Extravasation sanguine sur la face antérieure du bras gauche. A côté de l'apophyse coracoïde, à un doigt au-dessous de l'articulation acromio-claviculaire, proéminence formée par l'extrémité supérieure de la diaphyse axe de l'humérus dirigé vers l'apophyse coracoïde. Tête à sa place normale. épiphyse et diaphyse solidaires. Mouvements de l'épaule très limités. rotation presque supprimée. Raccourcissement : 1 cent.

*Le 17 octobre.* — Opération. Diagnostic confirmé, Consolidation vicieuse complète, section de 1 cent. de diaphyse, réduction et suture osseuse, drainage

*Le 1er avril 1892.* — (Un an après). Articulation gauche libre dans tous les sens : tous les mouvements sont possibles et la force est égale des deux côtés.

Les mêmes lésions ont d'ailleurs pu être reproduites expérimentalement sur des cadavres d'enfants assez âgés par un mécanisme semblable :

Gurtl les effectuait par une forte abduction sur l'épiphyse fixée, et Collignon avec une abduction combinée à une rotation en dehors.

Il n'y a guère en effetque ces manœuvres qui puissent produire le décollement juxta-épiphysaire : la *traction* suivant l'axe, d'une influence déjà douteuse dans le décollement pur, est ici totalement infructueuse.

Aussi inefficaces sont les mouvements de *flexion* et d'*extension*, qui ne peuvent agir que dans les articulations ginglymoïdales ou condyliennes. Au contraire, l'*abduction* seule, mais surtout l'abduction associée à la *rotation* en dehors et en arrière, constitue le moyen le plus sûr de divulsion, ainsi que la *torsion,* surtout chez les sujets déjà un peu âgés, comme le malade de Duplay qui avait 19 ans, dont les articulations sont serrées, les ligaments tendus et résistants.

En résumé, le mécanisme consiste le plus souvent, comme dans une vraie fracture, dans une action directe, mais dans des conditions particulières déterminées, il peut aussi être dû à une cause indirecte.

1° *Anatomie normale*. — L'épiphyse supérieure de l'humérus a deux points d'ossification, trois d'après Béclard, qui se rejoignent vers l'âge de cinq ans. Puis elle reste séparée de la diaphyse par le cartilage de conjugaison, qui s'amincit à mesure qu'elle se développe, et qui disparaît vers 22 ans chez la femme et vers 25 ans chez l'homme. La direction générale du cartilage est celle d'une S allongée à la partie antérieure et d'accent circonflexe à la partie postérieure, disposition qui s'accentue de plus en plus avec les progrès de la soudure. Ses rapports avec l'articulation sont très importants : sur une section verticale de l'os, on voit en effet que la ligne diaphysaire commence au bord axillaire de la tête humérale, qu'elle traverse l'os en se relevant un peu vers son milieu pour se terminer au dehors immédiatement au-dessous de la grosse tubérosité : le cartilage est donc un peu oblique en bas et en dedans, de sorte que l'extrémité supérieure de la diaphyse, très éloignée de la synoviale articulaire en haut et en dehors, s'en rapproche de plus en plus à mesure qu'on l'examine plus près de la face interne de l'humérus. En ce point, elle pénètre dans l'intérieur de la synoviale, et d'autant plus qu'on examine des humérus d'enfants plus âgés : à 3 ans, elle y pénètre de 2 millimètres ; à 13 ans, de 5 ou 6.

L'insertion de nombreux muscles et conséquemment le nombre des vaisseaux nous permet de comprendre comment une réunion solide suit fréquemment la séparation de cette épiphyse.

Rappelons enfin que le cartilage conjugal et la région qui lui est immédiatement sous-jacente sont le principal instrument de la croissance en longueur de l'humérus.

Au point de vue de la structure microscopique, nous ferons simplement remarquer que le passage du tissu catilagineux interdiaépiphysaire au tissu osseux du corps de l'os se fait par les couches chondroïde et ostéoïde de Broca. Dans la seconde, la seule qui nous intéresse, « on observe une infiltration calcaire simple du cartilage, mais pas de vrai tissu osseux. A la limite de cette couche se fait une poussée et une dilatation vasculaire très intense qui provoque l'ouverture des cavités cartilagineuses, et produit la résorption du tissu cartilagineux. C'est ce qui explique la *friabilité excessive* de cette zone intermédiaire entre la diaphyse et l'épiphyse où le cartilage est en partie résorbé, où le tissu osseux n'est pas encore constitué, et où les vaisseaux sont dilatés et friables. »

2° *Anatomie pathologique.* — Au point de vue *ma-croscopique*, ce qui frappe au premier abord, ce sont les rapports des deux fragments entre eux. Le déplacement offre dans son étendue des degrés très variables. Pour Moore, il ne pourrait jamais être complet : l'extrémité supérieure du fragment inférieur est entraînée en dedans à la distance d'environ un quart de son diamètre, où elle est arrêtée par la convexité du fragment inférieur venant se loger dans la concavité naturelle du supérieur. Ce dernier se renverse alors sous l'influence des muscles, son bord interne remontant dans la cavité glénoïde et son bord externe descendant jusqu'à ce qu'il soit arrêté par la capsule, de sorte qu'il coiffe à la manière d'une calotte la moitié externe de l'extrémité diaphysaire. Mais bien que les observations de Moore aient de la valeur et ne soient pas douteuses, il y encore beaucoup de cas qui sont des séparations complètes : Tubby en rapporte des exemples assez typiques notamment le cas III qui fut une séparation compliquée, le cas XXX où l'extrémité supérieure du fragment inférieure était projetée en avant de l'acromion, le cas souvent cité de R. Smith.

Si le degré du déplacement est très variable, la position respective des fragments est d'ordinaire assez constante. Il arrive bien que l'épiphyse soit quelquefois renversée, de façon que sa face inférieure regarde non plus en bas mais en dedans. Mais le plus souvent sa statique n'est pas modifiée : c'est la diaphyse qui s'est seule déplacée portant son extrémité supérieure

presque toujours en avant et en dedans, très rarement
en arrière d'elle ; de sorte que le décollement serait
plus justement appelé diaphysaire, comme l'a fort bien
fait remarquer M. Ollier.

Les deux surfaces épiphysaire et diaphysaire sont
très irrégulières, hérissées d'épines et de dentelures avec
des trous d'où suinte une moelle rougeâtre et huileuse.

Dans quelques cas on observe une portion de la diaphyse, la moitié interne simplement décollée, avec
l'autre moitié fracturée, comme si le traumatisme avait
dû en enlever un coin.

En ce qui concerne le périoste, signalons qu'étant
beaucoup plus adhérent à l'épiphyse qu'à la diaphyse,
il n'est jamais arraché de la première, qu'il l'est toujours de la seconde. Aussi trouve-t-on une manchette
périostique tenant à l'épiphyse, décollée de la diaphyse
sur une longueur de 5 à 10 cent. dans laquelle pointe
l'extrémité supérieure diaphysaire. Cette dernière la
traverse le plus souvent pour venir faire saillie sous les
parties molles. Elle peut quelquefois ne pas le perforer,
et le décollement est sous-périosté. Ce fait, très rare
d'ailleurs, expliquerait assez l'absence de déplacement
sensible et de crépitation dans l'observation VIII.

Dans tous les cas qui ont été observés soit parce que
les fragments étaient visibles à travers les parties
molles, soit au cours de l'intervention opératoire, le
décollement avait consisté dans une vraie fracture.
Dans les cas anciens, le cal sur lequel on tombait était
manifestement au-dessus du cartilage conjugal, atte-
nant immédiatement à lui.

L'analyse histologique de pièces tirées de sujets autopsiées par Brüns confirme pleinement ce que la vue seule montrait déjà, à savoir que c'est ou au sein de la couche ostéoïde, ou au sein de la couche spongieuse immédiatement sous-jacente à elle que se fait la séparation. *Décollement juxta-épiphysaire,* tel est donc le vrai nom de l'affection, car il sert à désigner une solution de continuité portant dans la région comprise entre le cartilage conjugal et la portion spongieuse de la diaphyse. De sorte que la relation entre le décollement et l'entorse juxta-épiphysaire est grande. M. Ollier dit que, chez les enfants, souvent cette dernière n'est que le premier degré du décollement, de même que chez l'adulte la distension des ligaments n'est que le premier degré de la luxation. Que la cause vulnérante soit plus efficace, et qu'il se produise une séparation des fragments avec déplacement, on aura le décollement.

## SYMPTOMATOLOGIE

Quoique certains symptômes caractéristiques de l'affection puissent être retrouvés dans tous les cas observés, il est bon d'établir une division clinique et de faire une description particulière suivant que l'on est en présence de cas récents ou de cas anciens. Cette distinction se justifie d'ailleurs du traitement qui est souvent bien différent dans les deux cas.

1° *Cas récents*. — Sans avoir une bien grande valeur, l'*interrogatoire* du malade ou de son entourage n'est pas sans fournir quelquefois d'utiles renseignements. Certains sujets racontent avoir eu au moment de l'accident une sensation très nette de craquement ou de fracture dans la région avoisinant l'articulation de l'épaule.

### OBSERVATION III (Jetter)

A. W..., jeune fille, 13 ans, chute d'un arbre de sa hauteur sur le dos et l'épaule droite. Sensation brusque de fracture. Tentatives de réduction, application d'un bandage, et repos au lit pendant huit jours au bout desquels elle entre à la clinique.

Le 9 octobre 1887, très vives douleurs dans l'épaule droite qui est un peu abaissée ; rondeur d'épaule normale ; bras mis facilement en abduction ; dans le tiers supérieur, inclinaison de l'axe en avant, déviation encore augmentée par l'élévation, crépitation au niveau de la ligne épiphysaire : après fixation d'extrémité supérieure d'humérus, mobilité anormale. Pas de raccourcissement. Application d'un plâtre et d'un velpeau.

Le 24 octobre, enlèvement du bandage, pas de difformité, consolidation parfaite.

Le 20 mars 1892 (cinq ans après), guérison complète.

En même temps apparaissent de violentes douleurs, exaspérées par le moindre mouvement et pouvant provoquer une syncope comme dans l'observation de M. Dumoulin.

L'attitude générale n'a rien de bien spécial à l'affection : le malade est penché du côté blessé, l'épaule légèrement abaissée, le coude soutenu de la main saine. La région de l'épaule est le siège du gonflement très variable quant au siège et surtout quant au degré.

OBSERVATION IV (Duplay, in *Traité de chirurgie*).

Dans la soirée du 15 août 1890, une altercation s'étant élevée entre C..., âgé de 19 ans, et son patron, celui-ci le saisit par le milieu du bras gauche et le lui tordit violemment. Aussitôt, bien que le jeune homme n'eût reçu aucun choc direct, une douleur très vive se manifesta au niveau de l'épaule, et l'impotence fonctionnelle fut absolue. Le lendemain, on constate : tuméfaction considérable de l'épaule et de la moitié supérieure du bras, coude un peu écarté du tronc, pouvant en être rapproché avec beaucoup de douleur, mouvements actifs supprimés, mouvements passifs très douloureux.

La tuméfaction de l'épaule est dure, la peau tendue, la bourse séreuse sous-deltoïdienne et l'articulation paraissent contenir un abondant épanchement. Le gonflement qui s'étend sur la région sous-claviculaire rend l'exploration de celle-ci fort difficile ; on constate pourtant qu'elle ne contient aucune saillie anormale, pas plus que le creux axillaire. Rien à la clavicule ni à l'omoplate. Par pression directe sur l'humérus on éveille une douleur très vive, limitée et siégeant à deux travers de doigt au-dessous de l'acromion. Par des mouvements de rotation imprimés à l'extrémité inférieure de l'humérus on sent une crépitation sourde et voilée paraissant siéger au niveau même du point douloureux signalé plus haut. Cette crépitation sourde était vraiment caractéristique.

Le lendemain, gonflement encore plus marqué, et grande ecchymose le long de la face interne du bras. Pas de raccourcissement.

Consolidation s'est faite avec liberté entière des mouvements, mais avec un certain déplacement de l'humérus en avant.

D'ordinaire cependant il est très modéré et la conformation normale de la voûte acromiale est conservée. Généralement non plus, à l'inverse des fractures ordinaires, il n'y a pas d'ecchymose, du moins très prononcée.

Un signe un peu plus important est fourni par la direction générale du bras, dont l'obliquité varie avec le degré de déplacement des fragments : le coude est

C. Conte.

2

légèrement écarté du tronc et porté le plus ordinairement en arrière, de sorte que le bras est dans une *abduction* plus ou moins considérable.

La simple inspection fournit le plus souvent un signe que l'on peut regarder comme vraiment caractéristique : sur la paroi antérieure de l'aisselle, dans la région de l'apophyse coracoïde, on voit une *proéminence* plus ou moins marquée de la peau : dans certains cas, rares il est vrai, cette proéminence est remplacée par une extrémité osseuse qui s'est fait jour à travers les parties molles.

### OBSERVATION V (Tubby. Spécimens du Muséum)

Diastasis composé de l'épiphyse supérieure humérale (Knox). D... C..., 16 ans, tombe sous son cheval ; corps de l'humérus faisant saillie à travers la peau ; extrémité de l'os lisse au toucher, tête *in situ*. Réduction facilement effectuée ; guérison ; 6 mois après, mouvements parfaits ; pas de raccourcissement.

Lorsque le gonflement ne permet pas de la voir, on détermine par la pression à ce niveau une vive douleur.

Le siège ordinaire de cette saillie est sous l'apophyse coracoïde dont elle est séparée par une distance variant de un travers de doigt à deux et demi. Quelquefois pourtant on peut la sentir dans un autre point, notamment devant l'acromion *(Obs. XXX*, Tubby). Dans l'observation X elle était si manifeste que le bout des doigts pouvait être facilement inséré au-dessus d'elle. Sa consistance rappelle absolument celle de l'os, mais sa forme n'est pas toujours la même.

### OBSERVATION VI (R. W. Smith)

Boy, 8 ans, chute sur bras et impotence fonctionnelle. Vu à l'hôpital Richmond une semaine après. Tête d'humérus sentie peu mobile dans la cavité glénoïde dans la rotation du bras ; axe du bras dirigé en arrière ; à 3/4 de pouce de la coracoïde, saillie abrupte dont la surface est un peu lisse et légèrement convexe. Faibles craquements en replaçant les fragments. Pas de réunion en raison de la difficulté de conserver les fragments en position.

Le plus ordinairement, chez les jeunes sujets surtout, elle a une surface supérieure sur le milieu de laquelle on sent une petite crête qui s'efface insensiblement de chaque côté. Si la couche des parties molles sus-jacentes est mince, on peut très nettement distinguer un rebord mousse, qui donne la sensation d'un corps rond, au point qu'il est confondu souvent avec le contour normal de la tête. Quelquefois, principalement chez les sujets un peu âgés, ce bord est un peu tranchant, et la surface quelque peu rugueuse, mais jamais au même point que dans une fracture ordinaire. Au-

dessus de cette saillie, on peut constater le plus sou
vent une dépression, une sorte de marche d'escalier,
au fond de laquelle on bute sur une autre saillie qui
n'est pas autre chose que la tête humérale. Dans
quelques cas, mais rarement à cause de l'épaisse couche
musculaire qui s'y trouve, on trouve une dépression
similaire à la partie postérieure du bras immédiatement au-dessous de la tête. Saillie et dépression sus-
jacente sont d'autant plus marquées que le déplacement est plus accentué. Et celui-ci, peu marqué quelquefois les premiers jours, augmente les jours suivants
dans le pansement ou l'appareil qu'on aura appliqué
(*Obs. II*). On peut en effet se rendre facilement compte
que la saillie se confond avec le corps de l'humérus
dont l'axe est dévié de sa direction normale : au lieu
de se diriger vers l'acromion, il est oblique le plus
souvent de haut en bas, d'avant en arrière et de
dedans en dehors. Rarement la diaphyse vient proé-
miner en arrière de la tête. Dans tous les cas l'épaisseur antéro-postérieure de la région scapulaire est
augmentée.

Si l'on met une main sur la tête humérale de façon
à la maintenir fixée, on constate presque toujours de
la *mobilité anormale* à un degré variable avec le déplacement. Dans le cas cité par Kirmisson, cette mobilité
était si grande que le bras ressemblait aux membres de
polichinelle des tabétiques.

### OBSERVATION VII (Kirmisson)

Jeune fille, 12 ans. Chute de voiture à la renverse sur
l'épaule droite, douleur dans l'épaule très vive, ni ecchymose
ni gonflement, mobilité très facile du bras, mais axe d'humérus dirigé comme dans la luxation : la mobilité extrême
fait éloigner l'idée de cette dernière lésion, on songe à une
fracture, mais il n'y avait pas de crépitation. A cause de la
douleur, anesthésie. On voit alors que le centre des mouvements anormaux est près de l'articulation scapulo-humérale. Crépitation légère, fine, analogue à celle des épan-
chements sanguins. Application d'une simple écharpe de
Mayor.

Vient-on alors à imprimer tout doucement soit un
mouvement de rotation, soit un mouvement de propul-
sion de bas en haut, soit des mouvements alternatifs
d'abduction et d'adduction, on entend au niveau de la
solution de continuité une *crépitation* dont les caractères sont absolument propres à l'affection. Loin de
ressembler au bruit rugueux et éclatant qu'on obtient
en mobilisant l'un sur l'autre les fragments dans une
fracture ordinaire, elle rappelle plutôt la sensation
fournie par le frottement de deux surfaces cartilagineuses légèrement mamelonnées : c'est, en d'autres
termes, une crépitation sourde, douce, comme éloignée;
cette différence rappelle assez bien celle qui distingue
le souffle tubaire quelquefois très fort de la pneumonie
du souffle doux, lointain, et comme voilé de la pleuré-

sie. Ce signe est si net que, dans la plupart des observations que nous citons, il a suffi à faire poser le diagnostic vrai. Une condition essentielle semble requise pour qu'on puisse l'obtenir : c'est que la mobilité anormale soit assez prononcée.

### OBSERVATION VIII (Jetter)

H. Kost, 16 ans. Reçoit le 16 septembre 1891 sur l'épaule gauche un tonneau vide de la contenance de dix seaux. Mouvements actifs de l'articulation non effectués. Mouvements passifs possibles, mobilité anormale, mais pas de crépitation évidente.

Application d'un velpeau.

Le 31 mars 1892 (six mois après), guérison parfaite.

Dans ce dernier cas, Brüns fait remarquer que probablement le périoste de la partie externe était intact, et s'opposait à un glissement des surfaces de section suffisant pour produire un bruit quelconque : d'ailleurs le déplacement et la saillie caractéristique étaient à peine apparents.

Cette manœuvre ne va pas évidemment sans réveiller de bien vives douleurs. Mais elle fournit d'autres renseignements encore fort précieux. En imprimant au bras un mouvement d'abduction, et surtout d'abduction et d'extension combinées, on voit manifestement la saillie de la paroi antérieure de l'aisselle s'accentuer, sans que le fragment supérieur vienne à bouger. Si on lui fait exécuter un mouvement de rotation sur son axe, il peut arriver que le fragment supérieur soit mobilisé en même temps. Clark interprète ce fait de la façon suivante :

L'extrémité supérieure du fragment inférieur fortement convexe peut se mouvoir facilement en dedans, mais, dans la rotation, elle s'emboîte exactement dans la concavité du fragment supérieur, de sorte que les deux fragments sont solidaires. Cette disposition, qui paraît assez fréquente chez les tout jeunes enfants, qui est même presque la règle dans le décollement pur, est exceptionnellement marquée dans le décollement juxta-épiphysaire.

L'examen des autres pièces de l'articulation montre qu'elles sont indemnes de toute lésion : on sent très bien l'apophyse coracoïde, l'acromion, la clavicule, dans leur conformation et leur siège normaux, les tubérosités sont intactes et font partie du fragment supérieur ; la tête est à sa place dans la cavité glénoïde : sa statique n'est modifiée que dans les cas analogues à ceux que Moore a particulièrement observés, et dont nous avons parlé au chapitre de l'anatomie pathologique ; le bord externe du moignon de l'épaule est alors légèrement affaissé. En règle générale, elle est simplement située au-dessus du fragment diaphysaire, sans aucune déviation de ses axes.

Si l'on passe à l'examen physiologique du membre, on voit que les mouvements actifs ne peuvent pas être effectués ; l'*impotence fonctionnelle* est **absolue,** comme dans une fracture ordinaire : d'ailleurs la moindre mobilisation provoque des douleurs très vives : celles-ci sont parfois si prononcées que les malades se mettent en contracture et qu'il est dès lors impossible de produire toute mobilité.

Les mouvements passifs, tout en étant assez limités, existent à un degré beaucoup plus marqué que dans une fracture vulgaire. Grâce à eux, on obtient facilement, par une traction assez douce, la réduction et la disparition de la saillie formée par l'extrémité supérieure du fragment diaphysaire, et qui réapparaît dès qu'on cesse la traction.

L'*abduction* et l'*adduction* sont assez limitées ; le coude peut cependant le plus souvent être ramené au contact du tronc. L'*élévation* et l'*abaissement* ne sont pas non plus empêchés ; parfois même ce sont les seuls mouvements possibles. Le seul presque impossible, supprimé même dans les grands traumatismes avec fort déplacement, est la *rotation* en dehors, le fragment inférieur venant buter alors contre la tête humérale.

La *mensuration* du membre atteint prise de l'acromion à l'épicondyle donne des résultats variables : tantôt on ne note aucune différence d'avec le membre sain, tantôt au contraire un raccourcissement ; ce dernier est en rapport direct avec le degré du déplacement. C'est en effet dans les cas où la saillie de la diaphyse est immédiatement sentie sous la peau, et où les doigts peuvent l'explorer dans toute son étendue, à plus forte raison dans ceux où les parties molles sont perforées, qu'on note une différence de longueur entre les deux membres. Mais dans la plupart des cas on a obtenu des chiffres peu élevés : la moyenne est de 1 centimètre environ. Nous n'avons trouvé que deux observations, l'une de Jetter, l'autre de Tubby, où le raccourcissement constaté était de 2 centimètres dans le premier cas, et de un pouce et quart dans le second. Nous verrons plus loin que cet accident est plutôt une conséquence, une complication de la lésion, inévitable quelquefois, le plus souvent due à des manœuvres erronées.

### OBSERVATION IX (Jetter)

B. Seibold, 24 ans, tombe de 8 marches d'escalier sur épaule gauche. Grande douleur, forte inflammation. Diagnostic de luxation. Anesthésie et tentatives de réduction. Bras ne peut être porté qu'en avant et en arrière. Sur le devant, saillie sous la peau dans la direction de l'axe de l'humérus. Cette saillie a un bord supérieur très peu mousse et présente sur sa surface une crête médiane s'affaiblissant insensiblement de chaque côté. Tête semble avoir basculé de façon que sa face inférieure regarde en dedans. Légère crépitation. Raccourcissement : 2 cent.

*Opération* : diagnostic confirmé. On trouve en outre à la partie postérieure un coin osseux détaché de la diaphyse, qui empêche la complète adaptation des fragments. On n'obtient la réduction qu'après l'ablation d'une parcelle osseuse diaphysaire de 2 cent. On enlève aussi le coin osseux postérieur. La fixation des fragments en bonne position n'est obtenue qu'en posant la main du côté malade sur l'épaule saine. Réunion p.p. au bout de dix jours.

OBSERVATION X (Cas de M. Davies-
Colley à l'hôpital de Guy)

E. B., jeune fille, 16 ans, est jetée à bas d'une voiture, et
pense que le pied d'un des autres voyageurs l'a frappée à
l'épaule. Cette épaule est très gonflée, et une saillie anormale
est sentie et vue à une distance de 1 à 3 pouces environ au-
dessous de l'apophyse coracoïde ; les bouts des doigts peuvent
être insérés aisément au-dessus de la masse. Raccourcissement : 1 pouce 1/5. Diagnostic confirmé sous le chloroforme. Application d'un bonnet de gutta-percha. Cinq jours
après, la diaphyse est déplacée. Elle est de nouveau réduite
et on fait la contre-extension. Renvoyée 27 jours après avec
le membre en bonne position.

Il arrive quelquefois qu'un examen du malade suffisant pour établir un diagnostic exact est rendu impossible par suite de circonstances variées et nécessite
l'anesthésie : ce peut être à cause d'un gonflement considérable ; mais c'est surtout pour éviter aux malades
les douleurs atroces que le moindre mouvement leur
provoque. Même lorqu'un diagnostic faux a été fait,
l'*anesthésie* est utile ; car elle peut le rectifier : certaines luxations diagnostiquées par les seuls signes du
déplacement général du bras et de l'augmentalion
antéro-postérieure de la région scapulaire ont été
reconnues fausses avec le chloroforme ou avec l'éther,
parce qu'on avait entendu alors la crépitation douce

particulière et qu'on avait pu explorer nettement la saillie et en reconnaître la signification.

Tel est l'ensemble des symptômes présentés par un malade atteint de décollement juxta-épiphysaire récent de l'extrémité supérieure de l'humérus. Le tableau clinique n'est pas complet dans tous les cas : chez certains sujets, on retrouve des signes que d'autres ne présentent pas. Mais il existe toujours quelques-uns des caractères primordiaux que nous désignerons ainsi : saillie plus ou moins marquée siégeant dans la région de l'apophyse coracoïde, le plus souvent à deux travers de doigt d'elle, à bord mousse et formée manifestement par l'extrémité supérieure de la diaphyse déviée en avant et au dedans ; une crépitation particulière douce et comme voilée ; une mobilité anormale assez accusée et un faible raccourcissement.

### OBSERVATION XI (Tubby, hôpital de Guy)

W. M. C. 14 ans, chute de huit pieds, sur épaule gauche. Cette épaule est gonflée, douloureuse, diminuée dans le sens vertical, accrue dans le sens antéro-postérieur. Pas de déformation, pas de diagnostic au premier abord. La disjonction d'épiphyse n'est diagnostiquée plus tard que sous le chloroforme.

Traitement : immobilisation et extension continue. Soixante jours après, mouvements du bras possibles, raccourcissement de 1 pouce.

## OBSERVATION XII (Polley)

A. F. 12 ans, chute d'un arbre ; heurt de l'épaule gauche.

Impotence fonctionnelle, tète humérale dans la cavité glénoïde, mais saillie singulière arrondie, à 1 pouce au-dessous de l'articulation.

Traitement : attelle de carton sur l'épaule et sur la face externe du bras.

Résultat : Trois semaines après, réunion obtenue, mais la saillie persiste et les mouvements sont plus limités. Plusieurs mois après, raccourcissement de 1/2 pouce ; saillie toujours présente, mobilité bonne.

## OBSERVATION XIII (Jetter)

F. Bausch, 15 ans, fait une chute le 24 mai sur l'épaule gauche.

Le lendemain, gonflement énorme et épanchement, tète humérale en place, mouvements passifs très douloureux, remarquable crépitation sous la tète. L'extrémité diaphysaire est déplacée en avant et en dedans. Mouvements actifs impossibles.

Réduction, application d'un velpeau.

*Le 3 juin.* — Gonflement diminue, l'ecchymose apparaît, l'épanchement articulaire a rétrocédé, le déplacement est faible.

*Le 10 juillet.* — Malade part. Guérison ultérieure complète. Le malade est pris pour le service militaire.

## OBSERVATION XIV (Ibid.)

B. W. 11 ans, se suspend au bras d'un pressoir : ce dernier se met violemment en mouvement et le malade est projeté sur son bras gauche contre une roue de voiture.

On constate : Epaule très enflée, en partie ecchymotique.

Dans la région diaépiphysaire, à la partie externe, dépression des parties molles et déplacement du grand axe de l'humérus en dedans. Tête en place, ne suivant pas les mouvements passifs. Pas de crépitation.

*Le 30.* — Enflure diminuée, application d'un plâtre. Le 5 novembre, malade part.

*Le 14 décembre.* — Le patient se présente guéri, sauf un léger déplacement du fragment inférieur en avant et en dedans.

*Le 18 mars 1892 (7 ans après).* — Guérison complète, sauf saillie sur bord interne d'humérus à la partie supérieure. Raccourcissement 1 cent.

## OBSERVATION XV (Ibid.)

B. Schœhlhaumer, 6 ans, dégringole dix marches d'escalier le 5 février 1891.

*Le 6.* — Epaule très enflammée et très douloureuse, bras paraît raccourci. Après l'anesthésie, mouvements anormaux à la partie supérieure, qui sont encore rendus plus manifestes dans les mouvements de flexion par la fixation des tubérosités. On peut en outre sentir un frottement doux.

Application d'un velpeau.

*Le* 24. — Inflammation disparue. Légère proéminence, et à ce niveau, déviation en forme de coin en avant. La tête suit dans les mouvements passifs. Mouvements volontaires impossibles. Rotation passive en dehors quelque peu entravée ; l'élévation ne l'est pas. Raccourcissement de 1 cent. Réaction de dégénérescence dans le deltoïde. Par les courants d'induction, la paralysie disparaît.


### OBSERVATION XVI (Ibid.)

F. Schramm, 12 ans, tombe le 13 juin 1889 d'un escalier avec une cruche sur la tête ; la cruche lui tombe sur l'épaule. Symptômes de décollement, application d'un velpeau qu'on enlève le 6 juillet.

*Le* 20 *juillet.* — Deltoïde atrophié. Diaphyse en avant. Elévation du bras au-dessus de l'horizontale impossible.

*Le* 22 *mars* 1892 (Trois ans après). — Pas de raccourcissement, léger déplacement en avant, tous les mouvements sont possibles.


### OBSERVATION XVII (Hamilton)

W. Hague, 19 ans, chute sur l'épaule : déplacement complet, l'extrémité supérieure du fragment inférieur pouvait se sentir sur toute son étendue.


### OBSERVATION XVIII (Nimier, Th. 1879)

Garçon de 9 ans, chute du haut d'un batteur sur l'épaule gauche. La fracture siège au-dessus de l'insertion du grand pectoral. Déplacement peu marqué. Toutefois, on constate que le bord antérieur assez mousse du fragment inférieur

fait en avant une saillie de 1/2 cent. et que, en arrière, il
existe une légère dépression.

Pas d'ecchymoses. Réduction facile. Bandage de corps,
immobilise le bras contre le tronc, et une écharpe soutient
l'avant-bras. Au bout de quinze jours, faculté de mettre la
main sur la tête.

III. *Cas anciens.* — Un décollement juxta-épiphysaire qui n'est pas diagnostiqué, et qui par suite n'est
pas traité rationnellement, aboutit fatalement à une
consolidation vicieuse, ou à une autre difformité quelconque obligeant alors le praticien à faire un
diagnostic rétrospectif : le plus souvent, les malades
victimes de ces manœuvres erronées se rendent à
l'hôpital : les cas que nous rapportons ont été en effet
observés dans les différentes cliniques françaises ou
étrangères. La fracture étant| consolidée, les condi-
tions anatomo-pathologiques changent, les symptômes
devront évidemment changer aussi.

L'*interrogatoire* devra avoir ici une place considérable : Les malades racontent qu'ils ont subi un traumatisme plus ou moins violent dans la région de
l'épaule, depuis quelques mois : une violente douleur
s'était fait aussitôt ressentir, en même temps que
survenait une impotence fonctionnelle absolue, avec
gonflement de l'épaule et quelquefois une ecchymose
sur le bord interne du bras. Ils sont vus par un médecin,
le plus souvent par un rebouteur qui fait instituer
un traitement insuffisant ou bien qui se livre à des

manœuvres aveugles, jusqu'à ce que l'inefficacité de cette thérapeutique les pousse à consulter un autre praticien.

La simple inspection fournit des renseignements de très grande valeur comme le montre la photographie que nous reproduisons. L'attitude générale du malade est quelquefois assez caractéristique : il est penché du côté lésé, l'avant-bras appuyé contre le corps de façon à immobiliser tout son membre. Quelquefois aussi on observe encore des traces du traumatisme, telle qu'une coloration jaunâtre de la peau de la face interne du bras. La région scapulaire a perdu le plus souvent sa rondeur normale et a pris la forme en épaulette comme dans la luxation en avant. Mais ce qui frappe par-dessus tout, c'est une saillie soulevant la peau de la paroi antérieure de l'aisselle. Elle siège au-dessous de l'apophyse coracoïde ou au-dessous de l'acromion à une distance variant de 1 à 5 cent. et elle forme avec ces éminences un triangle à base supérieure et à sommet inférieur correspondant en général au milieu de l'espace interacromiocoracoïdien. Elle est quelquefois si acuminée que les téguments sont tendus à son niveau et semblent prêts à céder. Une petite pointe osseuse (*obs. LVIII*) peut perforer la face profonde du derme, et à ce niveau une dépression se forme où la peau est adhérente à l'os. Cette saillie, facilement explorable, est dure au toucher, assez arrondie, mais souvent aussi rugueuse, se continuant manifestement en bas avec le corps de l'humérus. La pression à ce niveau réveille

chez certains malades une violente douleur. Au-dessus,
le doigt explorateur tombe sur une dépression au
delà de laquelle il bute contre un plan osseux, qui
remonte jusque sous l'acromion et qui n'est pas autre
chose que la tête. A la partie supérieure on sent une
dépression similaire au-dessus de la tête : donc la
diaphyse est déplacée en avant et en dedans, son
axe est dirigé vers la coracoïde.

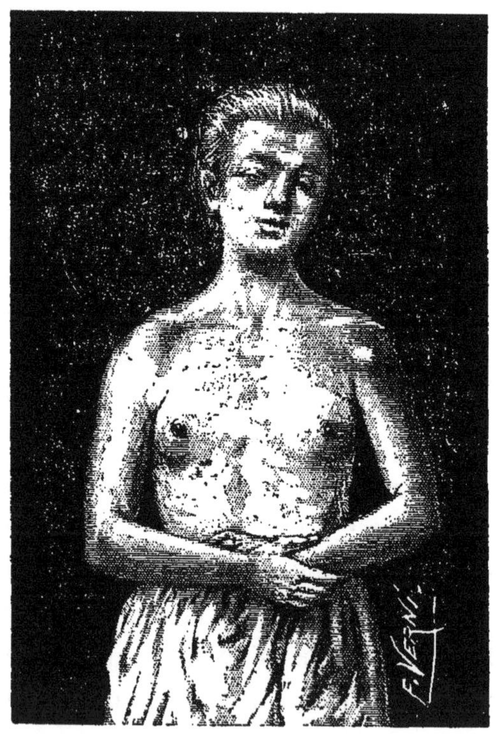

Décollement juxta-épiphysaire de l'extrémité supérieure
de l'humérus gauche.
Photographie due à l'obligeance de M. le professeur agrégé Rollet.

Si l'on vient à faire exécuter des mouvements au bras
on voit nettement l'extrémité supérieure saillante de
la diaphyse se déplacer ; mais si en même temps on
essaie d'immobiliser la tête, on constate que plus rien
ne se meut : donc la *tête est solidarisée avec le corps
de la diaphyse :* le centre des mouvements n'est plus
au niveau de la surface de section, mais dans l'articulation elle-même. C'est pour cela aussi que la
crépitation douce particulière signalée plus haut
est absente. Dans les cas où elle a pu être obtenue
(*obs. XXXI*) elle n'était plus le résultat du glissement
de deux surfaces osseuses l'une sur l'autre, ce qui
pourrait au premier abord faire supposer la non-conso-
lidation, mais bien du froissement des brides fibreuses
organisées dans la périphérie de l'os.

L'exploration de la région permet de constater l'intégrité des autres pièces de l'articulation, et notamment
la situation de la tête à sa place dans la glène. Quelques
craquements, sans valeur, se font entendre quand on
fait jouer l'articulation.

Les *mouvements spontanés* peuvent s'effectuer
sans douleur, sauf de très rares exceptions, mais sont
par contre excessivement limités : la rotation, permise
à un très faible degré dans quelques cas, est le plus
souvent impossible.

L'abduction est toujours très limitée, et ne dépasse
jamais l'horizontale encore qu'elle se passe en grande
partie dans les articulations acromio-sterno-clavicu-
laire. Les mouvements en avant et en arrière sont

effectués aussi pour la plus large part dans l'articulation scapulo-humérale.

Lorsque la saillie est nettement antérieure comme dans l'observation ILVXII, l'élévation est particulièrement entravée, parce que cette extrémité osseuse vient buter contre l'acromion et arrête le bras dans sa course.

*Les mouvements provoqués* d'une main, alors que la ceinture scapulaire est fixée de l'autre, ne réveillent en général non plus aucune douleur, mais ne peuvent par contre être poussés bien loin : l'abduction ne dépasse pas l'horizontale ; la main du côté malade peut facilement être mise sur l'épaule du côté sain, mais la rotation est très limitée, et dans beaucoup de cas même supprimée.

Les muscles de la région, particulièrement le deltoïde, sont *atrophiés* à un degré plus ou moins marqué suivant l'âge de la lésion. La force musculaire est aussi diminuée, le dynamomètre pouvant donner une différence de 10 à 20 kil. La mensuration fournit ici des résultats assez constants, c'est-à-dire qu'on observe un *raccourcissement* de 1 à 3 cent. qui est bien en rapport avec l'importance du déplacement qu'ont subi les fragments chez ces malades. Si quelquefois la longueur des deux bras est sensiblement la même, il existe toujours une forte différence dans la mensuration circulaire au niveau de l'ancien trait de fracture, en faveur du bras atteint.

## OBSERVATION XIX (publiée dans le
## Lyon médical 1891, par M. Rollet)

Madeleine C..., née à Colombiers (Loire), âgée de 15 ans, est entrée le 3 octobre 1890, salle Saint-Paul n° 10, service de M. le professeur Poncet.

Pas d'antécédents pathologiques, héréditaires ou personnels. Le 8 septembre, cette jeune fille tomba, en courant, sur le côté antéro-externe de l'épaule gauche. Aucune blessure dans une autre région. Elle raconte qu'elle ressentit une vive douleur à l'épaule, une ecchymose et du gonflement apparurent. Pendant plusieurs jours elle ne put remuer le bras qui restait appliqué contre le tronc. Huit jours après l'accident, elle remarqua une saillie à la partie supérieure du bras. Le membre fut soumis aux tractions d'un rhabilleur qui conseilla ensuite l'envoi de la malade à l'hôpital.

Au moment de son entrée dans le service, la malade présente à la partie antérieure de la région scapulo-humérale gauche une saillie acuminée. La pointe est visible sous les téguments et semble prête à les transpercer. Elle est située à 5 cent. du milieu de l'espace interacromiocoracoïdien ; cette saillie forme avec les deux apophyses un triangle à base supérieure. L'axe de l'humérus est dirigé d'avant en arrière et en dehors. Méplat à la partie postéro-externe du bras.

Au point de vue des mouvements spontanés, l'abduction peut à peine se faire, les mouvements en avant et en arrière entraînent l'épaule. Les mouvements provoqués se font dans tous les sens et sans douleur, mais ils sont limités. La tête humérale est en place, la fracture est consolidée, quelques craquements dans l'articulation, le biceps et le deltoïde sont un peu atrophiés.

Raccourcissement du bras gauche : 2 cent. Au dynamo-mètre : main droite 25 et main gauche 18.

17 *octobre.* — Opération. Après l'anesthésie à l'éther, M. Poncet fait une incision de 6 cent. oblique de haut en bas et de dedans en dehors, au niveau de la saillie osseuse. Petite bourse séreuse au-dessus de la saillie osseuse qui s'aperçoit au milieu des fibres musculaires du deltoïde trans-percé. L'os saillant est formé par le fragment inférieur; il comprend environ le tiers de son épaisseur; les deux tiers postérieurs sont réunis par un cal au fragment supérieur. M. Poncet réséque à la cisaille la partie libre et proéminente du fragment inférieur formé de tissu osseux raréfié, mais sain. Les fibres musculaires cessent d'être séparées d'une façon anormale : suture de la peau au catgut. Pansement antiseptique.

8 *novembre.* — La plaie s'est réunie p. p. Le malade n'a presque plus d'impotence fonctionnelle et fait les mouvements sans gêne notable.

## OBSERVATION XX (Ibid.)

Alexandre G., né à Voiron, 17 ans, entré le 14 septembre 1890, salle Saint-Joseph, n° 25, service de M. le professeur Poncet.

Pas d'antécédents.

Huit jours avant son entrée, il tombe d'un arbre de la hauteur de 5 mètres environ sur le côté antéro-externe de l'épaule gauche. On fut obligé de le relever; il avait alors une saillie à la partie supérieure du bras, ainsi qu'une ecchymose, et ne pouvait relever le bras. Il fut soigné par un rhabilleur.

Dans le service, 8 octobre, on constate à la partie supérieure et antérieure de l'humérus une saillie irrégulière en
forme de crête de la grosseur d'une petite noix, qui forme
avec l'acromion et l'apophyse coracoïde un triangle à base
supérieure et dont la bissextrice a 6 cm. La douleur y est
réveillée à la pression. Ecchymose jaunâtre à la partie
moyenne et interne du bras. Les mouvements spontanés sont
impossibles, ils entraînent l'épaule. Le deltoïde et le biceps
sont un peu atrophiés; ce dernier, un peu contracturé,
entraîne une légère flexion de l'avant-bras. Raccourcissement à gauche : 2 cent. La fracture est consolidée, le
fragment supérieur est porté un peu en dehors. Quelques
craquements dans l'articulation. Au dynamomètre, main
droite 30, main gauche 20.

25 *octobre.* — Opération après anesthésie. Section à la
cisaille de l'extrémité osseuse saillante sur une hauteur de
2 cent. Le reste du fragment inférieur est réuni par un cal au
fragment supérieur. Réunion de la plaie avec des fils de soie.
Antisepsie.

8 *novembre.* — Réunion p. p. Le malade sort avec une
grande liberté de tous les mouvements.


## OBSERVATION XXI (Jetter)

Rinderknecht, 23 ans, tombe le 23 mai 1890 dans un fossé
sur l'épaule droite : impotence fonctionnelle, gonflement
considérable, manœuvres de réduction et application d'un
plâtre pendant quatre semaines.

*Le 25 juin* (cinq semaines après). — L'épaule droite a perdu
sa rondeur normale. Sur la paroi antérieure de l'aisselle
saillie frappante dans l'axe de l'humérus qui est dirigé
vers la coracoïde. Raccourcissement 1 cent. Bras droit inerte.
La flexion du coude dépasse un peu l'horizontale, l'abduc-

tion du bras ne dépasse pas la demi-horizontalité, et encore
l'épaule entière se meut. Rotation en dehors impossible.
Mouvements passifs après fixation de la ceinture scapulaire :
rotation à peine possible, abduction, flexion et extension
très empêchées. Fracture consolidée. Opération : incision
des parties molles. Le fragment supérieur montre une
section oblique et se compose de la tête et des tubérosités.
On fait sauter le cal et l'accolement des deux fragments est
obtenu sans résection. Drainage et pansement.

*Le 7 juillet*. — Cicatrisation complète. Le fragment inférieur a de la tendance à se disloquer en avant et en dedans.
Application d'un nouveau bandage dans lequel on s'efforce
d'éloigner le bras du thorax et de maintenir la main dans une
situation un peu élevée.

*Le 19 mars* 1892 (deux ans après). — Mouvements normaux, sauf rotation en dehors qui est empêchée légèrement.
Pas de difformité.

## OBSERVATION XXII (ibid:)

J. Brunner, 14 ans, le 28 juillet 1890 est précipité dans
une grange de 7 mètres de haut ; il portait une fourche dont
le manche vint s'appuyer dans la chute dans la cavité de
l'aisselle. Aussitôt violentes douleurs dans l'épaule droite
qui devient très gonflée ; diagnostic pas fait ; plus tard on
électrise le malade.

*Le 1ᵉʳ septembre* 1890 (un mois après). — Au niveau
de la ligne épiphysaire supérieure saillie, qui à la palpation
se révèle être l'extrémité supérieure de la diaphyse déplacée
en avant et en dedans. Consolidation parfaite. L'élévation
n'est pas possible jusqu'à l'horizontalité ; la rotation est
empêchée.

*Opération.* — Incision des parties molles. On fait sauter le cal. La solution de continuité parcourt la ligne diaépiphysaire, et sur le côté interne de l'humérus, vient s'y ajouter une fracture de la diaphyse. La réduction ne s'obtient qu'après la section d'un fragment diaphysaire d'un cent. Suture osseuse ; pas de drainage ; pansement sec à l'iodoforme. Velpeau.

*Le 8.* — Guérison. Trois semaines après enlèvement des crampons métalliques que l'on sent et que l'on voit directement sous la peau.

### OBSERVATION XXII (ibid.)

K. Eppler, 16 ans, le 1ᵉʳ janvier 1891, au patinage, chute sur l'épaule gauche : vives douleurs ; anesthésie, manœuvres de réduction et bandage à traction pendant quatorze jours. Ensuite mouvements de l'épaule, mais très empêchés. Au bout de quatre semaines, apparition d'une éminence osseuse sous l'articulation qu'on essaie plusieurs fois de réduire. Plâtre pendant quatre semaines. Fonctions du membre étant troublées, le malade vient à la clinique. .

*Le 17 mars* 1892 (deux mois après). — A deux doigts au-dessous de la coracoïde saillie facilement explorable par doigt. Raccourcissement 1 cent. 5. Elévation impossible jusqu'à la demi-horizontalité ; rotation empêchée.

*Le 19.* — Opération. La moitié interne seule de l'humérus est décollée de l'épiphyse ; la moitié externe sur laquelle est assise la tête a sauté par une cassure oblique et est maintenant consolidée à l'humérus. L'éminence osseuse libre de la surface épiphysaire est abrasée ; suture du périoste et des parties molles. Drainage.

*Le 28.* — Malade part guéri.

DIAGNOSTIC

———

Les affections avec lesquelles on peut confondre le
décollement juxtaépiphysaire de l'extrémité supérieure de l'humérus, sont à peu près les mêmes, que
l'on ait affaire à des cas récents ou à des cas déjà
éloignés de l'accident. Les erreurs que l'on est sujet à
commettre sont cependant quelquefois différentes :
aussi conserverons-nous pour ce chapitre la même
division que pour le précédent.

1° *Cas récents.* — Un malade vient consulter un
praticien pour un traumatisme ayant porté dans la
région de l'épaule et la partie supérieure du bras, il
n'y a pas d'ecchymose ; mais la déformation est manifeste : on doit songer alors immédiatement à la *luxation,* et à la variété sous-coracoïdienne principalement.
La ressemblance est grande et beaucoup des observations que nous avons relevées sont des exemples
d'une pareille erreur : L'attitude est en effet celle d'un
bras luxé : coude éloigné du corps et reporté en
arrière, moignon de l'épaule agrandi dans le sens

antéro-postérieur ; à la palpation, saillie antérieure plus ou moins ronde faisant songer de suite à la tête déplacée. La confusion est pourtant vite éloignée par un examen plus attentif.

Il faut tenir compte avant tout de l'âge, le décollement étant beaucoup plus fréquent que la luxation jusqu'à l'âge de 25 ans. Ne pas négliger non plus la cause ; car, comme nous l'avons vu, le décollement juxtaépiphysaire est le plus souvent le résultat d'une violence directe à l'inverse de la luxation dont le mécanisme est plutôt indirect.

Dans le décollement, le coude est bien moins éloigné du tronc, et peut en tous cas être très facilement rapproché de lui et ramené même à son contact. La saillie, qu'on y observe sur la paroi antérieure de l'aisselle, est bien arrondie ; mais au-dessus d'elle est une dépression qui conduit sur un autre plan osseux formé manifestement par la tête.

Une cause d'erreur assez importante est à signaler dans cette exploration lorsque le fragment inférieur est principalement déplacé en dedans. Si l'on fait mettre la main du côté blessé sur l'épaule saine (signe de Dugas), mouvement qui est possible dans le décollement alors qu'il ne l'est pas dans la luxation, les doigts introduits sous le bras sentent une saillie assez ronde se dirigeant vers l'apophyse coracoïde, que l'on peut très facilement prendre pour la tête luxée hors de la cavité glénoïde. Mais si, dans cette manœuvre, on éloigne le coude du corps, au delà de la première saillie osseuse déjà perçue, on en trouve une autre qui occupe exactement la glène, et l'on reconnaît ainsi que la tête humérale est à sa place.

### OBSERVATION XXIV (Nimier, th. 1879)

Jeune fille 14 ans, chute de 1 mètre 50 sur l'épaule droite. Vue cinq semaines après. Au-dessous de la coracoïde, saillie assez arrondie simulant la tête, que l'on reconnaît formée par la diaphyse déplacée en avant et en dedans. Introduits dans l'aisselle, les doigts sentent une première saillie, qui est l'extrémité supérieure du fragment inférieur, et en arrière une deuxième qui est la tête. Guérison, même après récidive due à l'indocilité de la malade.

Par la mobilisation du bras on constate que la saillie se meut, tandis que la tête ne bouge pas ; on entend en outre de la crépitation, et le membre, au lieu d'être allongé comme dans la luxation, conserve sa longueur normale ou subit un léger raccourcissement. Dans les deux affections, les mouvements spontanés sont supprimés, quant aux mouvements provoqués, ils existent dans une étendue assez notable dans le décollement : nous avons vu plus haut qu'on pouvait mettre la main du côté blessé sur l'épaule saine, résultat qui ne saurait jamais être obtenu dans la luxation. Si l'on exerce des tractions sur un bras luxé, si l'on essaie de le réduire, on peut y arriver plus ou moins facilement ; mais le résultat est définitif, aussitôt qu'il est obtenu. Une diaphyse décollée au contraire se réduit d'ordinaire assez commodément, mais elle revient dans sa position vicieuse, dès que cessent les manœuvres réductrices, quelquefois même alors que le membre aura été placé dans un bon appareil.

### OBSERVATION XXV (Hamilton)

Samuel Roback, 13 ans, tombe sur l'épaule gauche, cinq heures après, vu par un docteur qui croit à une luxation et essaie la réduction. Vu quinze jours après par Hamilton qui fait le vrai diagnostic, pas de consolidation.

### OBSERVATION XXVI (Ibid)

John Davis, 18 ans, tombe de 8 pieds de haut. On songe à une fracture, puis à une luxation et tentative de réduction ; Hamilton le voit : épaule tuméfiée ; l'extrémité supérieure du fragment inférieur se sent très bien en avant de l'acromion; elle est rugueuse et denticulée, crépitation fine. Application d'attelles et guérison sans difformité.

### OBSERVATION XXVII (Ibid)

J. S. 16 ans, tombe en arrière, heurt de l'épaule causant la séparation de l'extrémité supérieure de l'humérus gauche, diagnostic de luxation. Hamilton le voit postérieurement et fait le bon diagnostic ; mais il lui est impossible d'assurer une bonne position. Au bout de neuf semaines, le malade quitte l'hôpital avec de bons mouvements, malgré un chevauchement des fragments et un raccourcissement de 1 pouce.

La seconde affection à laquelle on doive songer est la *fracture transversale du col chirurgical*. Disons tout de suite qu'elle est *beaucoup* plus difficile à éliminer. Le décollement juxta-épiphysaire n'étant pas autre chose qu'une fracture, rien d'étonnant qu'il donne lieu à certains symptômes de fracture; mais comme elle est d'un genre particulier, elle a des signes qui lui sont propres.

Beaucoup plus encore que pour la luxation, il faut accorder ici une large place à l'âge des malades : car la fracture du col ne se produit guère qu'après la soudure de l'épiphyse à la diaphyse, c'est-à-dire après 25 ans.

Pourtant, chez les jeunes gens dont l'ossification est assez avancée, chez des sujets de 15 à 25 ans, le diagnostic est à discuter entre un décollement et une fracture du col chirurgical. Dans les cas que nous rapportons, le gonflement était assez considérable, mais beaucoup moins que dans une fracture ; dans quelques-uns, constituant l'exception, une ecchymose était signalée à la face interne du bras ; sa présence semble en rapport avec l'intensité du traumatisme et l'âge des malades, paraissant beaucoup plus fréquente chez les sujets approchant de la vingtième année. Un point douloureux spontanément et réveillé à la pression peut-être localisé nettement dans les deux affections;

mais le siège des lésions et les rapports des fragments entre eux sont bien différents dans l'une et dans l'autre. Dans la fracture, la surface de section est bien au-dessous du cartilage conjugal, de sorte que la douleur sera ressentie en un point beaucoup plus bas, à une distance beaucoup plus grande de l'espace intéracromiocoracoïdien que dans le décollement. Si l'on constate quelque difformité, résultant du déplacement du fragment diaphysaire, sa situation sera aussi beaucoup plus basse. Ce déplacement est d'ailleurs beaucoup plus inconstant ; Malgaigne avance que sur plus de vingt fractures produites entre la base des trochanters et l'insertion des muscles grand dorsal et grand pectoral, il n'a vu que deux exemples de déplacement sensible et reconnaissable. D'après la thèse de M. Decamps il existerait au contraire presque toujours dans une direction quelconque.

En tous cas, il est toujours très peu marqué, et sa direction n'est pas aussi constante que dans le décollement où on le voit marqué presque régulièrement en avant et en dedans de l'apophyse coracoïde.

Aussi la saillie, que l'on peut observer sur la paroi antérieure de l'aisselle, outre qu'elle est située beaucoup plus bas, au moins à 6 ou 7 centimètres de l'espace interacromiocoracoïdien, est-elle beaucoup moins apparente à la vue. Son rebord est plus aigu, plus tranchant, et donne nettement la sensation d'une épine osseuse. Cette différence de sensation est si grande qu'à elle seule elle suffit à faire poser le diagnostic.

OBSERVATION XXVIII (Demoulin, in *Revue de chirurgie*).

Clémence A. 14 ans, écolière, est amenée le 4 février 1893 à la Charité, pour un traumatisme du membre supérieur droit. Grande fillette, pâle et maigre, non encore réglée, qui a eu vers 6 ans une pleuropneumonie, à 10 ans la varicelle, et qui malgré son apparence chétive jouit d'une assez bonne santé.

Elle soutient de la main gauche son avant-bras droit, sa tête est inclinée sur l'épaule droite. Il y a une heure, en glissant sur le trottoir, elle est tombée sur le coude droit, et a ressenti une douleur si vive dans l'épaule qu'elle s'est évanouie.

Coude droit porté en arrière, le bras dans une abduction assez prononcée, avant-bras fléchi presque à angle droit. Pas de déformation du moignon de l'épaule dans son ensemble. Toutefois dans la région deltoïdienne, légère saillie en avant. Rien d'appréciable au coude. A la palpation, pas de fracture de la clavicule, rien du côté de l'acromion et de la coracoïde, tête humérale en place. A deux travers de doigt environ au-dessous du milieu de l'espace interacromiocoracoïdien, on détermine par la pression une douleur très vive. A ce niveau saillie osseuse, dont le bord large d'environ 2 centimètres est très médiocrement tranchant, et qui appartient manifestement à l'extrémité supérieure de la diaphyse. Entre cette extrémité, déplacée en avant et en dedans, et la tête qui a ses rapports normaux, existe une dépression où le doigt peut s'accrocher. Pas de mobilité anormale — pas de crépitation. — Impossibilité de constater si les mouvements se communiquent à l'extrémité supérieure de la diaphyse, à cause de la douleur et de la contracture. Pas de raccourcissement. Le premier jour application d'une écharpe, quatre jours après : douleur moins vive, la main du côté malade peut être mise sur l'épaule saine, mais tout mouvement de rotation très douloureux. Toujours pas de crépitation. Manœuvres de réduction infructueuses. Le 6ᵉ jour anesthésie, réduction encore impossible, application d'un plâtre qui est enlevé un mois après. A ce moment, légère atrophie deltoïdienne, douleurs supprimées, consolidation parfaite avec récupération presque complète de tous les mouvements.

Si l'on vient à imprimer des mouvements au fragment inférieur, on s'aperçoit bien vite que la plupart du temps le supérieur suit aussi : c'est que la fracture du col chirurgical s'accompagne presque toujours d'engrènement des fragments : d'où l'absence de mobilité anormale et de crépitation. L'engrènement peut ne pas exister ; mais la mobilisation n'atteint alors jamais l'étendue qu'on observe dans le décollement et dont l'observation suivante est un exemple frappant.

### OBSERVATION XXIX (th. Bergès)

Petite fille 12 ans, fait une chute du deuxième étage sur le moignon de l'épaule gauche. Celle-ci est déformée. Tumeur à la partie supéro-interne du bras, se distinguant de la tête parce qu'elle était à surface rugueuse et non ronde, et parce que la tête était rentrée à sa place. Coude rapproché facilement du tronc. Le chirurgien pouvait élever le bras de la malade jusque sur le sommet de la tête. Raccourcissement du bras gauche.

La crépitation obtenue par cette épreuve diffère également beaucoup de celle que nous avons décrite à propos de la symptomatologie. Autant la dernière est douce et plutôt sensible au doigt qu'à l'oreille, autant la première est forte, râpeuse et facile à entendre. La mensuration du membre fracturé révèle aussi un raccourcissement beaucoup plus marqué, dont le degré est en rapport avec l'étendue de l'engrènement.

Nous résumerons ainsi les caractères primordiaux du décollement qui permettent de le distinguer nettement de la fracture chirurgicale : la forme et le siège particuliers de la saillie du fragment inférieur, la grande mobilité anormale et la crépitation molle spéciale.

Toute confusion avec une fracture du col anatomique est impossible, la solution de continuité siégeant alors au-dessus des tubérosités.

Une *fracture de l'acromion* peut plutôt dans certaines circonstances induire en erreur : lorsque le fragment diaphysaire est fortement déplacé en haut au point de venir faire saillie juste en avant de cette éminence osseuse.


### OBSERVATION XXX (Hamilton)

C. H. 19 ans, chute d'une fenêtre du troisième étage. Vu immédiatement par deux chirurgiens qui diagnostiquent une fracture de l'acromion avec dislocation de l'épaule, essais de réduction infructueux. Il est vu par Hamilton qui trouve un décollement, avec extrémité supérieure du fragment inférieur saillant en avant de l'acromion, et recouverte seulement par la peau, réunion non obtenue après trois semaines.

On constate alors de la mobilité anormale et de la crépitation en soulevant et en faisant tourner l'épaule. La déformation est grande et la rondeur normale de l'épaule a disparu. En soulevant le bras cependant, comme pour remettre les fragments en place, la déformation disparaît en même temps ; et, en passant le doigt le long de l'épine et de l'acromion, on peut sentir une irrégularité ou une dépression marquée au siège de la fracture. On s'est aussi assuré que la tête humérale reste dans la cavité glénoïde et se meut dans toutes les directions avec le fragment inférieur.

Il n'y a pas de cas où le diagnostic a dû être fait avec une séparation de l'apophyse coracoïde.

Mais il a dû l'être avec une *séparation de la grosse tubérosité*, que cette séparation soit seule ou combinée avec une luxation de la tête en avant. Dans ces circonstances, la portion détachée de l'os est entraînée en arrière, au-dessous ou en dehors de l'acromion par les muscles qui s'y insèrent. En même temps la tête humérale, étant d'ordinaire plus ou moins luxée, est attirée en avant de sorte qu'elle se place sous le bord interne de la cavité glénoïde, sous l'apophyse coracoïde. Cette dernière disposition peut évidemment faire songer au détachement de l'épiphyse supérieure. Mais il y a quelques symptômes bien nets spéciaux à la séparation de la grosse tubérosité, tels que : un racourcissement remarquable en largeur de l'épaule, une saillie nette formée par la grosse tubérosité pouvant être sentie à la partie postéro-externe de l'articulation, une brèche distincte ou un sillon vertical manifeste entre cette éminence osseuse externe et la tête humérale à peine perçue au-dessous et en dehors de l'apophyse coracoïde, l'absence de crépitation à moins que les deux fragments soient en opposition et en rotation. Cette lésion a donc des signes spéciaux qui rendent très clair le diagnostic.

2° *Cas anciens*. — Comme pour un décollement récent, le diagnostic doit être fait tout d'abord avec la luxation de la tête accompagnée de rotation et de saillie de la grosse tubérosité. Ici aussi l'âge des malades doit être pris en grande considération. La saillie visible et nettement explorable dans tous les cas de la paroi antérieure de l'aisselle, se distingue manifestement par sa configuration rugueuse du plan osseux formé par la tête qui lui est sus-jacente et que l'on sent nettement à sa place dans la glène. Au-dessous de l'acromion, on voit une sorte de dépression comme dans la luxation ; mais au toucher, on juge vite qu'il n'y a pas d'espace laissé vide par la tête, et que l'affaissement n'est dû qu'à l'atrophie deltoïdienne. Dans la luxation enfin, le bras est le plus souvent allongé et les mouvements sont ou supprimés ou tout au moins très limités.

En ce qui concerne la fracture du col chirurgical,

les éléments du diagnostic sont beaucoup plus restreints : dans certains cas, l'intervention sanglante seule a permis de reconnaître la nature exacte de la lésion. L'erreur est d'autant plus facile à commettre que les sujets observés sont plus âgés. Quoique dans les environs de la vingtième année les fractures du col ne soient pas exceptionnelles, on observera de préférence le décollement, mais la vraie différence repose toujours sur ce que dans la fracture ce déplacement est toujours minime. Aussi la saillie de la paroi antérieure de l'aisselle, outre qu'elle est plus éloignée de l'espace interacromiocoracoïdien, est beaucoup moins apparente que dans le décollement. La consolidation semble aussi dans les cas observés par M. Poncet, se faire plus rapidement que si on avait eu affaire à une fracture ordinaire. Beaucoup de ces malades ont été vus, soit dans nos cliniques françaises, soit dans les cliniques étrangères, quatre ou cinq semaines après l'accident, avec une consolidation parfaite, alors pourtant que la thérapeutique avait été sinon fautive, tout au moins insuffisante. On ne peut plus compter ici sur la caractéristique ni sur la mobilité anormale, puisqu'elle font totalement défaut.

Le diagnostic peut être rendu encore plus difficile par suite des modifications que subissent parfois les parties molles au niveau de la saillie formée par la diaphyse. Nous en donnerons comme exemple l'observation snivantes recueillie dans le service de M. le professeur Poncet.

## OBSERVATION XXXI (Inédite)

S.., François, 18 ans, maçon né à Saint-Junieu-la-Brégère (Creuse). Entré dans le service de M. le professeur Poncet le 11 décembre 1895.

Rien de notable dans les antécédents héréditaires ou personnels. Très bonne santé habituelle ; cependant ce jeune homme est un peu chétif pour son âge.

Le 18 septembre 1894, il portait un panier de mâchefer sur son dos, quand, en passant sur une planche, il fit un faux pas, et fut précipité dans le vide de la hauteur du premier étage, environ de 6 à 7 mètres. Lui-même ne peu fournir que des détails très incomplets sur la façon dont il aborda le sol, ayant aussitôt perdu connaissance ; il se rappelle seulement être tombé sur la face postéro-externe du moignon de l'épaule. Les personnes présentes à l'accident remarquèrent que cette région avait buté contre l'angle d'un mur. Ce jeune homme fut apporté à l'Hôtel-Dieu dans le service de M. Poncet suppléé alors par M. Rollet : on fit la réduction, puis on appliqua un appareil plâtré pendant dix-huit jours. Le malade sortit un mois après.

Il rentre le 11 décembre, se plaignant de souffrir au siège de la fracture et de la difficulté des mouvements de l'épaule

On constate : sur la face antérieure du bras, exactement à 4 cent. au-dessous de l'acromion, une saillie fluctuante, arrondie, de 3 à 4 cent. de diamètre. En déprimant cette poche dont le point le plus saillant est recouvert d'une peau rouge et très amincie, on sent l'os superficiel et présentant les déformations suivantes : tout d'abord une crête transversale comme direction générale, mais hérissée d'aspérités qui la dentellent ; cette crête se continue avec le fragment inférieur de l'humérus : au-dessus d'elle, une dépression au fond de laquelle un plan dur (fragment supérieur), remontant jusqu'au-dessous de l'acromion. Sur la face externe de l'os on sent une sorte de crépitation due sans doute à des brides fibreuses, et on provoque un peu de douleur. La fracture est bien consolidée.

Les mouvements de l'épaule sont gênés, particulièrement l'abduction qui ne peut dépasser l'angle droit et qui se passe presque tout entière dans les articulations acromio et sterno-claviculaires.

Bon état général. Rien dans les autres organes.

*Le 16 décembre.* — Opération par M. Poncet. Ethérisation. Ouverture de l'hygroma qui contient un lipome arborescent typique. Dissection et ablation de la partie saillante avec la pince-gouge et avec la gouge et le maillet. L'os est mou, vasculaire et se taille facilement. Suture de la peau. Pansement, gaze iodoformée. Echarpe de Mayor. Le soir le malade ne souffre pas. Pas de degré.

*1er janvier 1896.* — Le malade part avec un cal moins volumineux.

Néanmoins, les mouvements d'abduction du bras sont encore limités.

Après un examen superficiel, on aurait pu songer à une affection inflammatoire de l'os, ayant déterminé la formation d'une petite collection purulente. Mais l'interrogatoire seul du malade suffisait amplement à remettre l'observateur dans la bonne voie.

Dans un ordre d'idées quelque peu analogue, nous citerons l'observation suivante :

## OBSERVATION XXXII (Jetter)

F. Pfleider, 7 ans, chute de deux mètres de haut sur l'épaule, il y a sept semaines. A ce moment : violentes douleurs, gonflement sans blessure des parties molles. On fait le diagnostic d'entorse. Au bout de huit jours, le père de l'enfant remarque qu'une saillie se montrait sous la peau, le médecin remet le bras en place et applique un appareil immobilisant.

Au bout de trois semaines, apparition de pus à travers le pansement.

*Etat le 15 octobre.* — Enfant pâle et maigre. Epaule gauche : gonflement diffus. Entre l'acromion et la coracoïde se trouve une surface granuleuse baignée de moelle. Par la pression dans l'aisselle, écoulement de pus jaune, mais ne sentant pas mauvais. La sonde conduit sur de l'os rugueux. Raccourcissement : 2 cent. Mouvements possibles, mais douloureux.

*Le 19 octobre.* — Par la fistule, il est retiré un séquestre épiphysaire. On fait alors seulement le vrai diagnostic de disjonction traumatique de l'extrémité supérieure de l'humérus, suppuration secondaire avec élimination d'une partie de l'os.

*Le 28 octrbre.* — Opération. Second séquestre à l'extrémité de la diaphyse gros comme un haricot. Résection de l'extrémité osseuse, suture.

*Le 18 novembre.* — Le malade est guéri et part.

Il est évident qu'ici la nature exacte de l'affection était assez délicate à reconnaître. S'agissait-il d'une lésion osseuse plus ou moins en rapport avec le traumatisme subi par l'enfant, ou bien d'une suppuration limitée aux parties molles ?

L'état général plaidait déjà en faveur de la première hypothèse dont la justesse fut ensuite vérifiée par une exploration au stylet qui ramena un petit séquestre appartenant nettement à l'épiphyse, et par l'intervention opératoire qui fit découvrir un second séquestre sur l'extrémité supérieure de la diaphyse, que l'on trouva séparée de la tête à une faible distance du cartilage conjugal.

Cette séparation n'était pas, du reste, le résultat de la suppuration osseuse, mais bien du traumatisme, car huit jours après l'accident, le père de l'enfant avait remarqué la saillie de la paroi antérieure de l'aisselle.

---

Le pronostic dépend : du diagnostic préalablement posé, de la thérapeutique employée, du degré de déplacement, et des complications.

Le diagnostic exact a été fait, le déplacement des fragments est assez restreint, les parties molles sont intactes : le résultat obtenu est en général excellent, la guérison survenant au bout de trois ou quatre semaines par la formation d'un cal osseux régulier. La même terminaison peut s'opérer, même avec un déplacement assez marqué, si un traitement rationnel a pu être institué.

Le diagnostic n'est pas fait, mais le déplacement n'est pas considérable : la guérison est alors plus longue à se produire, mais la difformité peut très bien disparaître et le membre recouvrer l'intégrité de son fonctionnement. Le plus souvent, il reste un léger raccourcissement du bras et une faible limitation des mouvements, inconvénients qui sont en somme peu importants.

Mais le tableau change si le praticien s'est trompé : car les manœuvres auxquelles il se livre n'ont, dans la grande majorité des cas, d'autre aboutissant que l'exa- gération de la difformité et les troubles ultérieurs dans la fonction du membre par suite d'une consolidation vicieuse.

Le pronostic s'assombrit alors davantage si nous envisageons la série des autres complications que comporte l'affection. Mais si l'on considère qu'elles sont, les unes rares, et les autres susceptibles d'être corrigées par un traitement ultérieur rationnel, nous arriverons à conclure que si le pronostic est quelquefois grave, il est le plus souvent bénin.

*Quelles sont ces complications, et quelle est leur valeur respective ?*

*Les parties molles sont intéressées :* On observe ici tous les degrés, depuis la simple excoriation de la peau jusqu'aux désorganisations les plus graves. Si la peau est seule atteinte, sur une faible étendue, le cas n'est pas très important, ce n'est qu'une affaire d'antisepsie.

Signalons ici les modifications, peu conséquentes d'ailleurs, qui peuvent survenir dans le tissu cellulaire au niveau de la saillie du fragment inférieur, telles que le développement d'une bourse séreuse, qui n'est que le résultat des frottements répétés de la peau sur l'extrémité osseuse ; cette bourse est susceptible de s'enflammer et de donner naissance à un hygroma suppuré. M. Poncet l'a trouvée chez tous les malades de ce genre qu'il a traités.

Le plus souvent, le fragment inférieur, après avoir traversé la capsule, fait une boutonnière à travers le deltoïde, vient perforer la peau et se fixe dans cette position d'où il ne peut être réduit. Dans le cas déjà classique d'Esmarck, où l'extrémité diaphysaire était visible sur la paroi interne du creux de l'aisselle, le malade fut sauvé par une intervention hâtive. Le cas visé dans l'obs. V fut beaucoup plus compliqué, car, pendant qu'on essayait de vaincre l'irréductibilité, une forte hémorrhagie se produisit, due probablement à la blessure de l'axillaire. La cause de cette hémorrhagie fut certifiée quand le bras eut été amputé : un volumineux caillot fut trouvé dans l'artère, du côté opposé à la rupture partielle. Les mêmes faits furent observés et exigèrent une conduite analogue dans le cas suivant

### OBSERVATION XXXIII (Tubby)

Bras pris dans une machine, et malade subitement soulevé par la main et le bras dans une secousse, rupture de l'artère axillaire, suivie de gangrène et d'amputation ; naturelle de la blessure découverte au moment de l'opération. Guérison.

Plus sombre encore est le tableau dans l'observation suivante prise dans la thèse de Bergès.

OBSERVATION  XXXIII (Pièce déposée au Musée Dupuytren)

Pièce provenant d'un enfant de 11 ans, qui assis sur une charrette eut le bras pris dans un essieu de roue, dont la rotation rapide engagea soudain et successivement l'avant-bras, le bras, et entraîna le corps qui fut renversé en arrière et traîné quelques pas le dos tourné vers la roue. Peau du bras et d'avant-bras arrachée. Au côté externe de l'avant-bras plaie transversale assez profonde pour qu'on y sentît à nu l'humérus en avant et l'artère humérale en arrière. Enfant succombe vingt-deux heures après.

Extrémité supérieure décollée du corps de l'os, séparation complète, tête humérale et tubérosités maduteuses en rapport avec la glène par la partie externe de la capsule.

Ce sont là, hâtons-nous de le dire, des exemples isolés : ce n'est pas dans l'état des parties molles que se trouve le danger le plus fréquent, mais bien plutôt dans les rapports anatomiques de la surface de section :

*a*) Voisinage de l'articulation ;

*b*) Altération de la fonction de la région juxta-épiphysaire.

Tels sont les éléments qu'il faut encore envisager. D'après les notions d'anatomie normale que nous avons rappelées dans un précédent chapitre, surtout si l'on envisage des sujets dont l'âge se rapproche de la date d'ossification complète, le décollement est à la fois intra et extra-articulaire. L'inflammation doit-elle dès lors se propager facilement à l'article ; mais il est à remarquer qu'elle n'est pas constante, et que jamais elle n'atteint

des proportions alarmantes : elle se borne le plus souvent à provoquer quelques craquements, indices d'une
simple poussée congestive qui aboutit très exceptionnellement à la suppuration.

Les désordres produits dans la région juxta-épiphysaire de l'os ont unesignification autrement importante.

Qu'arrive-t-il en effet quelques semaines après
l'accident ?

C'est que les fragments sont réunis par un point de
substance osseuse dans la situation même où ils ont
été déplacés. De cette soudure dans des conditions
aussi anormales, il résulte d'abord une limitation considérable des mouvements. Mais il se produit surtout
un arrêt dans l'accroissement du bras en longueur, se
traduisant par un raccourcissement plus ou moins
considérable par rapport au côté opposé.

Nous avons déjà signalé une faible différence dans
la mensuration des deux membres, alors que la consolidation s'était normalement effectuée.

A côté de ces chiffres qui ne s'élèvent jamais à plus
de 2 ou 3 centimètres, il faut citer ceux que rappor-
tent des auteurs comme Brüns, qui signale un cas
où le raccourcissement était de 14 cent.


### OBSERVATION XXXIV (P. Brüns)

Hôtelier de Tubingen, 49 ans, étonnait tout le monde par
l'énorme raccourcissement de son bras droit. Chute à 2 ans,
raccourcissement de 14 cent. Les autres dimensions du bras
sont normales, seulement gêne de l'abduction et de

l'élévation, due au raccourcissement du levier formé par le bras. Au niveau de la ligne diaépiphysaire saillie osseuse irrégulière.

Des exemples moins frappants, mais aussi typiques sont fournis par les observations suivantes.

### OBSERVATION XXXV (Tubby)

Séparation de l'épiphyse supérieure, arrêt d'accroissement de l'humérus, de 4 pouces; 53 ans. La mesure du sommet de l'acromion à l'olécrâne du côté droit donne 9 pouces et 13 du côté gauche. Pour tout le reste le bras était bien développé, et mesurait en extension 9 pouces de tour au milieu, tandis que le gauche mesurait 9 1/2. Les deux avant-bras étaient exactement égaux. Il n'y avait pas d'ankylose de l'articulation de l'épaule et par conséquent pas d'atrophie de la ceinture scapulaire.

### OBSERVATION XXXVI (Vogt)

Séparation traumatique de l'épiphyse supérieure de l'humérus. Raccourcissement de 5 pouces. Jeune homme de 20 ans. A 10 ans, par suite d'un accident, il eut un déplacement de l'épiphyse de la tête humérale, et depuis cette époque la partie supérieure du bras a entièrement cessé de croître en longueur, tandis que la croissance en largeur n'était pas contrariée.

## OBSERVATION XXXVII (Bryant)

Séparation de l'épiphyse supérieure de l'humérus ; raccour
cissement 5 pouces.

A. D... femme 30 ans ; humérus droit complètement
ankylosé à l'épaule, mais aucune déformation de l'article,
bien qu'il y ait une forte atrophie du deltoïde. Etant âgée de
quelques mois, elle se fit une blessure par chute sur l'épaule
droite. Pas de suppuration, ni d'expulsion d'esquille consé-
cutive, mais arrêt d'accroissement du bras droit.

C'est en effet par son extrémité supérieure que
l'humérus s'accroît en longueur ; non par l'épiphyse
elle-même, mais par la région immédiatement sous-
jacente au cartilage conjugal, Or « quand la lésion est
sur la limite du cartilage, dit M. le professeur Poncet,
quand l'inflammation se développe dans les couches
non encore complètement ossifiées, elle se propage au
tissu cartilagineux, et si elle n'amène pas sa destruc-
tion, elle arrête [la prolifération de ses cellules et
produit un arrêt de développement ». Ce que fait l'inflammation, n'importe quelle autre cause de pertur-
bation ne peut-elle pas le faire ? Les expériences de
Vogt montrent que le cartilage a besoin pour son
activité formative de l'intégrité de la région qui sert
de passage aux vaisseaux venant de la diaphyse. Si le
bourgeonnement vasculaire est empêché, le cartilage
est aussitôt frappé d'inactivité. Or dans les fractures
que nous examinons la consolidation se fait par un cal
osseux qui joue par rapport aux anses vasculaires le
rôle de la feuille d'or que Vogt implantait dans les os

de ses animaux. Dans la plupart des cas ce résultat n'est que passager, car les vaisseaux finissent par perforer le cal et le résorber ; aussi n'avons-nous trouvé, parmi les observations que nous rapportons, qu'un nombre assez restreint de ces arrêts considérables de développement. Si les événements sont tout autres, c'est qu'il survient des causes secondes, telles que des complications inflammatoires.

**OBSERVATION XXXVIII** (Shearer, rapportée par Tubby)

Séparation de l'épiphyse supérieure de l'humérus, arrêt de croissance.

Le malade était un tisserand qui faisait tout son travail avec la main droite, mais préférait soulever les poids lourds avec la gauche. La raison en était que ce malade avait eu à l'âge de 2 ans une fracture au niveau de l'épaule droite. Cela avait été, selon la tradition mal repris en place, et le bras ne grandit plus après. Quelque temps après le coup, un abcès se forma et creva ; aujourd'hui une saillie nette peut être sentie en avant sur l'os, au-dessous des dernières fibres du deltoïde ; pas de souvenir du détachement de quelques fragments. Dans ce cas il n'est pas douteux que c'était une séparation de l'épiphyse supérieure de l'humérus et probablement le travail de réparation fut sérieusement contrarié par l'inflammation due à l'abcès. La saillie osseuse peut avoir été le résultat de l'inflammation. Dans tous les cas, il est hautement improbable qu'elle est due à quelque déplacement marqué des fragments, car le contour de l'os est parfaitement distinct, et l'histoire en est autre.

On peut incriminer aussi, à très juste titres le défaut de réduction et aussi le défaut d'immobilisation.

# TRAITEMENT

1° *Cas récents*. — La méthode générale est la même
que pour toute fracture avec déplacement des fragments : elle comporte deux temps : la réduction, et la
contention. La conduite sera d'ailleurs variable suivant
l'état des parties molles, suivant le degré du déplacement, et de la réductibilité.

*La peau est intacte, le fragment diaphysaire est
facilement réductible.*

Lorsque le gonflement des parties molles est considérable, et l'articulation remplie par un épanchement,
la réduction peut être momentanément impossible. Il
faut se contenter alors d'une immobilisation provisoire,
jusqu'à ce que l'inflammation se soit atténuée. Peut-
être un massage modéré pratiqué de bonne heure
pourrait-il rendre des services en facilitant la résorption de l'épanchement.

La réduction est en général effectuée assez aisément
par de simples tractions sur le coude, qui réussissent
surtout combinées à un léger mouvement d'abduction.

C. CONTE.                                                    5

Si c'est nécessaire, on peut exercer en même temps une douce pression au niveau de l'extrémité diaphysaire saillante.

Dans les cas analogues à ceux qu'a principalement observés Moore, la réduction sera cherchée par le procédé du professeur de Rochester : si, en effet, on porte le bras en avant et en haut jusqu'à lui faire prendre la position verticale, le fragment supérieur demeurera fixe, maintenu qu'il est par la capsule qui s'insère sur le bord externe de la tête, tandis que le fragment inférieur aidé par l'action naturelle des muscles se portera en dehors et reprendra la position normale. Moore a traité ainsi avec succès trois cas, l'un de 6 ans, l'autre de 14 et l'autre de 16. Dans le premier cas, la réduction se fit au 14$^{me}$ jour, dans le deuxième et dans le troisième, le 7$^{me}$ jour, dans les deux derniers cas, on avait essayé des manœuvres de réduction, croyant avoir affaire à une luxation. Le docteur Richmond, de New-York, dit avoir obtenu des succès avec cette méthode sur un jeune homme de 19 ans. Le professeur Poolley a eu également un succès semblable chez un enfant de 12 ans.

La contention des fragments est par contre excessivement difficile, quelquefois même impossible à obtenir, tellement puissante est l'action des muscles grand pectoral et grand dorsal qui tendent constamment à attirer en haut et en dedans la diaphyse privée de toute autre force compensatrice.

## OBSERVATION XXXIX (Jetter)

Eberhard.F. jeune fille de 14 ans. Chute le 28 juin 1889 sur l'épaule gauche de 2 mètres de haut. Mouvements impossibles, envoyée à la clinique de M. Bruns.

Jeune fille bien portante, épaule gauche très enflée presque jusqu'au milieu de l'humérus et très douloureuse ; tête dans l'articulation ; les tubérosités suivent les mouvements tant qu'on ne les fixe pas ; si on vient à fixer la tête, la rotation est supprimée. Pas de crépitation. Un velpeau.

*Le 6 juillet*, bras en bonne position. On remet un velpeau laissé jusqu'au 10.

*Le 20*, la malade se représente : enflure revenue, peau très ecchymotique ; on sent autour de l'humérus une saillie dans les environs de l'épiphyse. L'extrêmité supérieure de la diaphyse est déplacée en avant, la rotation du bras est facile, tous les mouvements sont possibles, sauf élévation qui n'est possible que jusqu'à l'horizontale.

*Le 20 mars* 1892 (Deux ans et demi après). — Epaule gauche élargie dans le sens antéro-postérieur ; la consolidation s'est faite avec un petit déplacement du fragment inférieur en avant, pas de raccourcissement.


## OBSERVATION XL (Ibid.)

M. Nëher, 11 ans, chute 4 mètres haut sur sol. Arrive à la clinique deux jours après.

*7 juillet* 1890, enflure diffuse de l'épaule gauche, suffusion étendue. Tête en place, mouvements anormaux et crépitation dans le territoire de l'épiphyse. Un velpeau.

*Le* 17. — Diaphyse encore en avant et en dedans. Pendant l'anesthésie, les deux fragments sont remis en place par de fortes tractions sur le fragment inférieur et l'avant-bras. Dès qu'on cesse les tractions, réapparition du déplacement. Après réduction, application d'un plâtre.

*Le* 19. — Fragment encore déplacé. Plâtre retiré ; puis, on couche le malade sur le dos, on lève l'avant-bras, et on place un appareil à traction. Les extrémités des fragments sont en bonne position, et par ce moyen l'épaule et l'avant-bras sont complètement fixes.

*Le* 27. — Dans cet intervalle de temps, le bandage est enlevé une fois et replacé de la même [façon. Pas de déplacement.

*Le* 2 *août*. — Appareil de traction enlevé. Encore un intervalle très peu appréciable au niveau de la solution de continuité. Application d'un velpeau renforcé par un lien très fort.

*Le* 7 *août*. — Enlèvement du bandage. Fragments bien consolidés, mouvements faciles, mais limités. Malade part le 8.

*Le* 20 *mars* 1892 (deux ans après). — Léger élargissement de l'épaule antéro-postérieure. Encore un léger déplacement vers l'avant. Pas de raccourcissement, pas d'atrophie, mouvements complets.

### OBSERVATION XLI (Ibid.)

Zimmermann M. 9 ans, le 25 mars 1890, tombe d'une charrette chargée, sur le bras gauche.

Vu le lendemain : épaule gauche et tiers supérieur de l'humérus très enflammés. Axe de l'humérus dévié un peu en dedans de la cavité articulaire. Tête en place, intervalle marqué au niveau de la ligne épiphysaire, et déplacement typique en haut et en dedans.

Mouvements anormaux, crépitation molle, réduction facile par traction.

*Le 27.* — Déplacement augmenté. On remet un bandage à traction par l'élévation du bras, moyen par lequel les fragments sont remis en place.

*1er avril.* — Enlèvement de ce bandage, fragments en place. Un nouveau velpeau.

*10 avril.* — Changement du bandage. Déplacement revient. Bandage de traction.

*16 avril.* — Enlèvement de ce bandage, aucun déplacement.

*19 avril.* — Malade part avec tous ses mouvements.

Ces exemples montrent suffisamment avec quelle facilité se reproduit le déplacement, même quelquefois dans un bon appareil, aussi doit-on imiter la conduite suivie à la clinique de Tubingen, où, la contention une fois obtenue on surveille de près les malades, enlevant l'appareil au bout d'un certain temps pour s'assurer que les fragments ne se sont pas de nouveau séparés.

Dans les cas heureux, il suffira de placer tout simplement un velpeau comme pour les fractures de la clavicule. Mais le plus souvent on a un mauvais résultat avec cette pratique.

Sir Astley Cooper recommande l'emploi de deux attelles, qu'on place l'une en avant, l'autre en arrière de l'épaule, d'un coussin axillaire, d'un bandage de clavicule, et d'une écharpe destinée à soutenir seulement le poignet et non le coude, car Astley avait remarqué que si le coude est soulevé, l'extrémité supérieure de la diaphyse a de la tendance à se porter en avant. C'est là une pratique qui peut rendre des services dans les cas urgents, mais qui est toujours insuffisante.

On peut encore employer la gouttière thoracique de Bonnet, qui est passible des mêmes reproches. C'est que la condition essentielle, pour obtenir une bonne contention, est de contrebalancer, une fois la réduction faite, l'action prédominante des muscles, et ce résultat ne peut être fourni que par l'extension permanente.

Un excellent dispositif est celui que présente le bandage plâtré de M. Lannelongue : « Pour avoir un appui solide qui permette de faire l'extension continue, on entoure le moignon de l'épaule d'un bandage plâtré. De ce cercle et faisant corps avec lui, part une gouttière plâtrée, jusqu'à la partie inférieure du bras.

Dans cette gouttière est fortement fixée une attelle en bois qui dépasse le coude de 15 à 20 cent. Au bout de cette attelle sont fixés des tubes en caoutchouc qui, d'autre part, sont attachés à une bande enroulée sur la partie inférieure du bras. Il est facile ainsi d'augmenter ou de diminuer l'extension et de maintenir la réduction du déplacement. L'avant-bras est fixé au tronc par une écharpe.

Etant donné les rapports de l'articulation avec le fragment inférieur, il est prudent de maintenir l'immobilisation juste le temps suffisant : Quoique ces sortes de fracture se consolident vite, l'inflammation de l'article ne tarde pas à se produire. Si au bout de quinze jours, la coaptation semble à peu près faite, il ne faut pas hésiter à faire quelques séances de massage et même quelques légers mouvements ; on évitera ainsi des raideurs musculaires et articulaires qui ne manqueraient pas de se former.

*Le décollement est compliqué de plaie des parties molles et d'irréductibilité.*

Nous négligerons le cas où la peau est simplement excoriée, et où un bon pansement antiseptique doit mettre le malade à l'abri de tout danger. Bien plus importants sont à considérer les cas où le fragment inférieur vient faire issue à travers la peau : car le grand écueil sera l'irréductibilité. Si pourtant on peut remettre les fragments dans une bonne position, il est indiqué de le faire après avoir pratiqué une antisepsie rigoureuse de la région. Mais ces conditions se présentent rarement, et le plus souvent le fragment inférieure se trouve retenu dans sa position anormale par la sangle très puissante des muscles au travers de laquelle il s'est fait jour à l'extérieur : l'intervention sanglante est alors la seule conduite indiquée : Il faut débrider et lever l'obstacle qui s'oppose au rapprochement des surfaces disjointes. La peau peut ne pas être perforée : mais l'extrémité diaphysaire être immédiatement sentie au-dessous d'elle : la différence n'est pas sensible, les obstacles sont les mêmes, la conduite doit aussi être la même.

OBSERVATION XLII (Lange. *Annales of surgery* 1887).

Enfant de 10 ans. Diaphyse humérale droite, déplacée en avant, a perforé le deltoïde et n'est recouverte que par la peau ; coude en arrière : essais de réduction, immédiatement après l'accident et dix-sept jours après, sans résultat.

Incision : Elargissement de la boutonnière du deltoïde ; trait de séparation passe dans la ligne épiphysaire dans sa moitié interne ; dans la moitié externe l'épiphyse a entraîné le fragment diaphysaire.

On fut obligé de mettre le bras au-dessus de l'horizontale, puis de le tourner en dehors et de l'attirer en avant pour obtenir la réduction ; tendon du biceps, hors de sa gouttière, reprit sa place.

Comme l'épiphyse était en rotation externe, on fut obligé pendant tout le traitement de maintenir le membre dans cette position au moyen d'une gouttière. Les suites furent heureuses.

## OBSERVATION XLIII (Helferich)

Schmidt, 16 ans, chute (5 juin) sur l'épaule gauche, sur lui tombent en même temps trois compagnons. Appareil plâtré provisoire. Le 8, gonflement notable de l'épaule et du tiers supérieur du bras ; épaule gauche plus basse. Axe de l'humérus gauche se dirige vers la coracoïde ce qui n'empêche pas le coude de toucher le thorax. Mouvements actifs impossibles, les passifs ne sont pas difficiles, mais sont douloureux. Les signes du décollement sont au complet, sauf la crépitation. Raccourcissement : 1 cent. Anesthésie confirme le diagnostic et dénote une légère crépitation. La saillie est réductible, mais se reproduit aussitôt. Essais de réduction infructueux. Intervention : Incision de 15 cent. partant de la coracoïde. Suture osseuse au moyen d'une vrille d'acier ; sutures étagées au catgut ; drainage. Le 3 juillet plaie complètement guérie. Quatre semaines après, massage et électrisation. Suites furent simples.

II. *Cas anciens*. — Ce qui domine ici, c'est la *gène fonctionnelle*. Quelquefois cette gêne est due à ce que le premier traitement institué n'a pas été complet. Que l'on néglige, une fois la continuité du membre rétablie définitivement, d'exciter les muscles, et l'on verra leur action être insuffisante pour qu'ils puissent remplir intégralement les fonctions qui leur sont dévolues : Il suffit, dans ces conditions, de soumettre les malades à quelques séances de massage ou d'électricité qui détruiront les exsudats plastiques et les adhérences et combattront l'atrophie. Les mouvements répétés spontanés et passifs du membre malade seront aussi d'une grande utilité.

OBSERVATION XLIV (Levrat, in th. Curtillet).

Loubier Emile, 9 ans, Entré le 2 novembre 1890, salle Saint-Augustin. Charité. Il y a six semaines, choc direct par le rebord d'une voiture sur le moignon de l'épaule. Aussitôt douleur très vive, tuméfaction très marquée et impotence complète. Dérivation au point contus avec des sangsues. Au bout de quatre à cinq semaines, tentatives de réduction, comme pour une luxation, par un médecin, puis par un rebouteur.

Actuellement, bras appuyé contre le corps où l'enfant l'immobilise avec soin. Avant-bras fortement fléchi au-devant de la poitrine. Dans les mouvements, omoplate entraînée. Au-dessous de la voûte acromio-coracoïdienne, tête humérale sentie à sa place. Consolidation complète, 15 cent. Au-dessous de l'acromion et un peu en dehors, on voit et l'on sent une saillie osseuse conique très marquée et au-dessus d'elle une dépression très nette. Raccourcissement 2 cent. au moins. Tous les jours, séances de massage et de mouvements méthodiques en fixant l'omoplate. Au bout d'un mois, l'enfant quitte l'hôpital ; il a récupéré presque tous ses mouvements.

La gêne fonctionnelle est le plus souvent le résultat d'un *cal vicieux* et *l'intervention sanglante* est le traitement qui s'impose.

Chez les sujets un peu jeunes, c'est le seul moyen d'obvier à un arrêt d'accroissement ultérieur imminent.

## OBSERVATION XLV (Jetter.)

A. H. 10 ans, chute sur l'épaule gauche : douleur, inflammation, impotence. Diagnostic de luxation et tentatives de réduction.

*Le 19 février* 1893 (cinq semaines après). — Elévation possible que jusqu'à l'horizontale. Directement devant l'articulation, saillie osseuse à surface supérieure large avec arête médiane, se continuant en bas avec la diaphyse. Tête humérale quelque peu subluxée. Raccourcissement 1 cent. 5. Mouvements actifs impossibles, surtout la rotation.

*Le 28 février*. — Réunion opératoire en prévision d'un arrêt probable futur d'accroissement, et du danger de gangrène de la peau. Anesthésie. Incision de 8 cent. Le diagnostic est confirmé. On fait sauter le cal ; mais on n'obtient la réduction qu'après la section d'un fragment de 1 à 3 cent. du fragment diaphysaire. Drainage. Suture des parties molles au catgut. Réunion p. p.

*Le 13 mai.* — Le 4 avril, malade part guéri.

*Le 5 novembre* 1885 (deux ans après). — Légère atrophie deltoïdienne. Raccourcissement 2 cent. Saillie antérieure encore assez manifeste.

*Le 20 mai* 1892 (neuf ans après). — Etat parfait sauf une légère atrophie deltoïdienne au niveau de la cicatrice, et un raccourcissement de 3 cent.

Malgré l'opération, cet enfant a eu un raccourcissement définitif de 3 cent. ; il l'aurait eu certainement plus considérable, si l'on ne fût intervenu.

Bruns a rapporté les premiers faits opératoires de ce genre. En 1884, il a cité deux cas de décollement irréductible ancien dont le diagnostic n'avaient pas été fait et qui s'étaient vicieusement consolidés. L'un des malades avait 10 ans, l'autre 24; tous deux avait fait une chute sur l'épaule gauche ; on avait pensé à une luxation et on avait en vain essayé de la réduire. Bruns les vit cinq semaines après et le diagnostic lui parut évident. Il fit alors dans les deux cas une **longue** incision antérieure; et tomba sur le cal qu'il fit sauter. Mais il ne put obtenir la réduction qu'après excision d'un segment osseux de 1 cent. Ce dernier fait peut, d'ailleurs, être relevé dans toutes les observations analogues publiées par Jetter, élève de Bruns. Nous citerons comme exemple, l'observation suivante de M. Lejars.

### OBSERVATION XLVI (Lejars, in *Revue de chirurgie*, 1894)

Garçon, 16 ans, employé de commerce. Le 12 mai, chute violente sur l'épaule droite. Quand il se releva, violentes douleurs, impotence absolue du bras droit. Il se présente dans un hôpital où on diagnostique une luxation sous-coracoïdienne, et où on tente sans succès de la réduire par le procédé de Kocher. Gonflement alors considérable qui, joint à la douleur, empêche toute exploration. Dans les premiers jours de juin, lorsque le malade entre à Necker, on constate sous la coracoïde relief arrondi, dur, osseux, rappelant la tête; mais sous un volume moindre et sous une forme moins régulière, en continuité évidente avec le corps de l'os. Tête sentie en place, prenant une part restreinte aux mouvements imprimés au bras. Consolidation complète, impotence fonctionnelle presque absolue. Deltoïde atrophié.

*Le 15 juin.* — Intervention : chloroforme. Incision sur le sillon delto-pectoral. Ligature de la veine céphalique. Diagnostic confirmé : la ligne de soudure est très oblique en dehors, et le cal est déjà solide. Au ciseau et au maillet, après que la rugine eut mis à découvert les extrémités osseuses en présence, on fait sauter le cal, on résèque sur une longueur de 2 cent. environ l'extrémité aiguë du fragment diaphysaire et on régularise les deux surfaces qu'il s'agissait de remettre en contact. Cela fait, il devint assez facile de faire glisser le bout inférieur sous le fragment épiphysaire, et de rétablir la continuité et direction rectiligne de l'os. Les surfaces se correspondaient assez pour que la suture osseuse fût inutile.

Quatre points séparés, à la soie, passés seulement dans le périoste épais de la face antéro-interne de l'humérus. Un surjet de catgut réunit les places fibreuses paracaspulaires, et un autre adossa les bords écartés du grand pectoral et du deltoïde. Sutures cutanées sans drain. Pansement iodoformé soigneux, immobilisation plâtrée.

Aucun incident post-opératoire. Au bout de trois semaines, on enlève l'appareil et le pansement : réunion complète, humérus solide et rectiligne. Pas de déformation. Massage et électrisation. Le 25 juillet le malade quitte l'hôpital : mouvements complets (omoplate fixée), sauf l'extension, qui redevient normale au bout de quelques jours.

Ce manuel opératoire, suivi par M. Lejars, a été employé pareillement dans presque tous les cas que nous rapportons, sauf pour le temps de la coaptation des fragments. Helferich fait toujours la suture osseuse avec des aiguilles d'acier. Brüns l'a pratiquée aussi dans les cas cités par Jetter. Mais dans les deux premiers qu'il avait observés, il ne l'employa pas, comme lui M. Lejars ne la juge pas nécessaire le plus souvent. Il semble, en effet, que si l'on a convenablement sectionné l'extrémité saillante de la diaphyse, et égalisé la face inférieure de l'épiphyse, on peut faire glisser le premier fragment sur le second, de façon que les surfaces se correspondent très exactement.

Les suites de l'intervention sont excellentes. Brüns obtint chez ses malades une réunion par première intention. Au bout de trois ou quatre semaines la consolidation était complète. Quant au résultat définitif, il fut non seulement la restauration de la forme normale de l'épaule, mais aussi la restitution intégrale des mouvements.

Des malades dont Jetter rapporte l'histoire, trois furent revus, l'un dix ans, l'autre deux, l'autre un an après, et leur état était sinon parfait, du moins assez bon pour faire de leur bras un usage complet.

Dans les cas analogue à celui de l'observation XXII, l'intervention consistera dans la séquestromie avec un large drainage de la région.

La thérapeutique est souvent plus simple. Dans les quatre cas recueillis dans le service de M. le professeur Poncet, notre maître se contenta de réséquer à la cisaille la partie de l'extrémité diaphysaire qui débordait l'épiphyse.


### OBSERVATION XLVII (Inédite)

Soulerin (Eugénie), 20 ans, moulinière, née à Prunet (Ardèche). Entré le 21 février 1896, dans le service de M. le professeur Poncet.

Jeune fille travaillant dans un moulinage. Une grande charrette de l'usine conduisait tous les samedis dans leur pays vingt-deux ouvrières. La charrette vint à verser, et toutes tombèrent dans un fossé de deux mètres environ  La malade fut projetée violemment contre une muraille qui bordait le fossé ; le choc porta sur l'épaule droite. Les douleurs ne furent vives que le lendemain. Deux ou trois jours après, vaste ecchymose de la face antérieure du bras droit, Impotence de ce bras, avant-bras fléchi, ramené contre la poitrine. Le jour de l'accident, fut conduite à un rebouteur, qui ordonna à la malade d'élever le coude à la hauteur de l'épaule ; il dit que l'on avait affaire à une épaule démise, accident sans gravité, et ne fit aucun traitement.

Quinze jours après, à cause des douleurs, port d'une écharpe. Il y a huit jours, douleurs ont cessé, mais gêne des mouvements.

Actuellement : inclinaison du tronc du côté malade. Ecchymose très marquée, jaunâtre, à la face antérieure du moignon de l'épaule. Tête humérale en place. Mouvements libres sauf l'élévation qui est limitée au milieu de sa course. Saillie à la partie antérieure de l'aisselle d'une pointe osseuse, triangulaire, appartenant à la diaphyse, venant buter contre l'acromion dans le mouvement d'élévation.

Le trait de fracture est immédiatement au-dessous de la tête humérale. Au-dessus de la saillie, légère dépression suivie facilement sur un trajet de 4 cent. Le fragment inférieur est attiré en avant et en dedans. La saillie est sous-jacente à la peau : une pointe latérale en a transpercé la face profonde de la peau, car on voit à un demi-centimètre au-dessous, une dépression de la peau, adhérente à l'os que l'on sent très bien au-dessous. A la face postérieure de l'os, léger sillon correspondant au déplacement en avant de la diaphyse. Légère atrophie. Pas de raccourcissement.

*Le 26 février.* — Incision verticale snr la pointe osseuse qu'on résèque, après confirmation du diagnostic. Le déplacement de l'humérus en avant est même plus marqué qu'on ne l'avait supposé. On trouve une petite bourse séreuse entre la peau et l'aiguille osseuse.

*Le 20 mars.* — La malade part. Les mouvements, quoique encore limités, sont beaucoup plus faciles, surtout l'élévation du bras.

C'est bien à l'existence de cette pointe osseuse qu'étaient dues l'atrophie et la gêne fonctionnelle ; car à la suite de sa résection ces troubles disparurent. La section osseuse fut précédée de la dissection et de l'ablation de la bourse séreuse sous-cutanée.

Dans tous ces cas, comme la lésion était extra-articulaire, l'excision du fragment n'offrait aucune gravité et ne devait pas être différée.

Les suites de l'intervention sont d'ailleurs très bonnes : car les malades ont pu quitter le service trois semaines après. Quant aux résultats éloignés, ils sont aussi des plus satisfaisants, car les troubles ont disparu presque en totalité. Un malade de M. Poncet a pu, cinq ans après une intervention semblable, être reconnu bon pour le service militaire.

En résumé, le traitement consistera : dans les cas récents ; dans la réduction par l'abduction et l'extension combinées, ou par le procédé de Moore, et dans la contention à l'aide de l'immobilisation associée à l'extension permanente. Si l'affection s'accompagne de lésions des parties molles, recourir à l'intervention sanglante. Cette dernière conduite est à peu près la seule qui convienne pour les cas anciens ; les résultats éloignés en sont d'ailleurs très satisfaisants.

# CONCLUSIONS

I. — Parmi les traumatismes de l'épaule le décollement juxta-épiphysaire de l'extrémité su périeure de l'humérus est loin d'être une affection rare.

Nous en avons trouvé quatre observations recueillies dans ces dernières années à la clinique chirurgicale de M. le professeur Poncet. C'est en nous appuyant sur elles, et sur quarante-deux autres faits que nous avons pu recueillir dans la littérature chirurgicale, que nous étudions cette variété de traumatismes de l'épaule.

II. — Le décollement juxta-épiphysaire de l'extrémité supérieure de l'humérus est fréquent, à peu près dans les mêmes proportions que celui des extrémités inférieures du radius et du fémur que l'on observe plus communément.

On le rencontre jusqu'à l'âge de 25 ans (c'est entre 24 et 25 ans au maximum que se produit en effet la soudure de la diaphyse humérale et de son épiphyse supérieure. Mais le maximum de fréquence est de 15 à 17 ans. Dans nos quarante-six observations, le décollement siégeait également à droite et à gauche. Il se produit le plus souvent par choc direct, 40 fois sur 46 ; quelquefois pourtant il résulte d'une action indirecte (6 fois sur 46).

III. — Le déplacement est constant et très variable depuis un léger glissement jusqu'à la séparation complète des fragments, combinée quelquefois avec un renversement plus ou moins marqué de la tête. Il s'agit à peu près toujours d'une séparation se produisant au sein de la couche ostéoïde, c'est-à-dire d'une fracture au voisinage immédiat du cartilage de conjugaison, plutôt que d'un décollement à proprement parler.

IV. — Comme toutes les fractures, le décollement de l'extrémité supérieure de l'humérus doit être divisé en décollement simple, ou compliqué, suivant que la peau a été ou non intéressée, et dans ce dernier cas (cinq fois), il s'agissait toujours d'une perforation de la peau produite par l'extrémité supérieure de la diaphyse humérale. La symptomatologie et le diagnostic de cette affection, dans laquelle il faut distinguer les cas récents des cas anciens, reposent en grande partie sur la déformation particulière du moignon de l'épaule, qui est plus ou moins caractéristique suivant l'étendue du déplacement. Dans les cas anciens, par suite de la disparition du gonflement, cette déformation osseuse, comme nous en avons observé des exemples dans le service de M. Poncet, est rendue plus apparente.

V. — Le pronostic est bénin dans les décollements simples. Nous n'avons trouvé qu'un cas de mort signalé. Il est favorable, non seulement au point de vue vital, mais au point de vue fonctionnel ; car, si l'articulation de l'épaule est quelquefois en dedans du foyer de la fracture, elle est le plus souvent en dehors : aussi n'a-t-on pas trop à redouter les phénomènes d'arthrite et de raideur de l'articulation qui accompagnent les fractures intra-articulaires.

Il ne faut pas perdre de vue cependant que cette lésion peut s'accompagner d'un arrêt de développement assez marqué de l'humérus, d'autant plus à redouter dans ses conséquences que le décollement se sera produit sur un sujet plus jeune. Nous trouvons dans nos observations cet arrêt de développement signalé d'une façon notable dix fois ; il était en moyenne de 4 à 5 cent. On trouve un seul cas dans la littérature médicale, où il était de 14 cent., alors que le traumatisme avait eu lieu à l'âge de deux ans.

La fracture siégeant dans le tissu spongieux sans autre déplacement qu'un déplacement suivant l'épaisseur, et se rencontrant chez de jeunes sujets, la consolidation est habituellement très rapide.

VI. — Quant au traitement, il est celui de toutes les fractures, après réduction aussi exacte que possible, mais pour les raisons que nous avons indiquées plus haut, M. Poncet est d'avis de ne pas prolonger l'immobilisation au-delà d'une quinzaine de jours, et d'avoir de bonne heure recours aux massages et au mouvement.

Lorsque la consolidation est complète, et lorsqu'il existe une saillie plus ou moins marquée en haut et en dedans du fragment supérieur de l'humérus, ainsi que nous en rapportons des observations, il faut, d'après M. Poncet, se comporter comme en présence d'un cal vicieux habituel, du tibia par exemple, avec saillie du fragment supérieur en bec de flûte; c'est dire qu'avec la gouge, le maillet, le davier-gouge, etc., on nivellera la masse osseuse par trop saillante. Cette intervention que nous avons vu pratiquer, est tout à fait innocente et doit toujours avoir lieu en dehors de l'articulation voisine.

Dans les décollements compliqués de l'extrémité supérieure de l'humérus, lésion beaucoup plus rare que la précédente, le traitement chirurgical est subordonné à l'étendue des lésions, aux accidents infectieux, aux complications vasculaires, articulaires, etc., qui peuvent même exiger le sacrifice du membre.

M. Poncet est d'avis de ne faire aucune tentative de réduction sans avoir au préalable réséqué l'extrémité osseuse saillante sur une longueur suffisante pour permettre un drainage intraosseux facile et par cela même les meilleures conditions de désinfection de cette plaie osseuse traumatique.

# INDEX BIBLIOGRAPHIQUE


MALGAIGNE. — Traité des fractures et luxations (t. I).

LANNELONGUE. — De l'ostéomyélite aiguë.

PONCET. — De l'ostéite envisagée au point de vue de l'accroissement des os. (Gazette hebdomadaire, 1872).

OLLIER. — Revue de chirurgie, 1881.

HELFERICH. — Geheilter Fall von schverer traumatischer Epiphysenlœsung am oberen humerusende. (Münchener med. Vochenschrift, n° 40, 1887).

TUBBY. — Traumatic separation of the epiphyses of the upper extremity. (Guy's hosp. rep. Lond., 1889).

HAMILTON. — Traité des fractures et des luxations.

KIRMISSON. — Leçons sur les maladies de l'appareil locomoteur.

BERGÈS. — De la disjonction épiphysaire traumatique de l'extrémité supérieure de l'humérus (Th. Paris, 1890).

ROLLET. — Lyon médical, 20 mars 1891.

CURTILLET. — Du décollement traumatique des épiphyse (Th. Lyon, 1891).

JETTER. — Ueber die traumatischen Epiphysen Lœsungen am oberen Ende des Humerus. (Tübing. 1892, H. Laupp).

**Demoulin.** — Sur un cas de décollement épiphysaire traumatique de l'extrémité supérieure de l'humérus avec déplacement incomplet. (Arch. gén. de médecine, Paris 1893).

**Bauby et Bardier.** — Considérations sur le traitement des fractures épiphysaires (Midi médical. Toulouse 1893).

**L. Championnière.** — Traitement des fractures des extrémités supérieure et inférieure de l'humérus, par le massage et l'immobilisation. (J. de méd., chir. et ph. Bruxelles 1894).

**Lejars.** — Les cals vicieux de l'extrémité supérieure de l'humérus et leur traitement opératoire. (Revue chirurgie. Paris 1894).

www.ingramcontent.com/pod-product-compliance
Ingram Content Group UK Ltd.
Pitfield, Milton Keynes, MK11 3LW, UK
UKHW022113070726
13613UKWH00003B/1032